• 날씨에 흔들리지 않는 컨디션 관리법 •

기상병(氣象病) 안내서

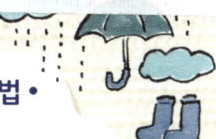

세타가야 내과·신경내과 클리닉, 쿠데켄 츠카사 지음 | 정나래 옮김

BM (주)도서출판 **성안당**

머리말

장마철이나 태풍 부는 시기가 되면 컨디션 난조에 시달리시나요?
일기예보를 보지 않고도 비를 미리 알아챌 수 있으신가요?

요즘 '기상병', '자율신경'이라는 표현을 이곳저곳에서 자주 듣습니다. 저희 병원에 기상병 전문 외래 진료를 개설한 지도 올해로 대략 8년째에 접어듭니다. 그동안 기상병 증상의 고통에 더해 주위 사람들의 몰이해에 속앓이까지 해야 했던 환자 분들을 많이 진료했습니다. 그러다 보니 이제야 세상이 기상병을 인지하기 시작했다는 안도감과 함께 기상병에는 분명한 원인이 있으며, 원인이 있다면 대책도 있다는 사실을 조금이라도 더 많은 사람에게 알리고 싶다는 생각이 들었습니다.

'기상병'이란 날씨, 즉 기압·기온·습도 등의 변화로 몸과 마음의 상태가 고르지 못한 상태를 일컫는 말입니다. 요사이 기압 변화 예측 애플리케이션을 사용하는 사람이 부쩍 늘었습니다만, 그만큼 날씨(특히 기압 변화)에 따라 컨디션이 좌우되는 사람이 많다는 사실을 대변하는 현상이라고 생각합니다. 기상병의 주요 증상은 두통, 권태감, 현기증 등인데 이외에도 사람마다 실로 다양한 증상이 나타납니다.

앞에서도 잠깐 언급했지만 기상병 환자들은 주위 사람들에게 좀처럼 이해받지 못합니다. 기상병으로 병원을 찾는 환자 대부분이 '너무 예민하다', '정신적인 문제다', '좀 쉬면 낫는다'와 같은 말을 들은 경험이 있다고 합니다. 증상이 다양하다는 점도 이해받기 어려운 이유 중 하나겠지요. 정신 건강에 영향을 미치는 경우도 많기 때문에 정신적인 문제라고 단정해버리기도 합니다. 그러나 기상병의 원인은 환자의 마음속 문제가 아니라 날씨 변화입니다. 따라서 날씨 변화에 지나치게 휘둘리지 말고 스스로 몸 상태를 고르게 유지하려는 노력도 필요합니다.

제 치료법은 퍼스널 트레이너와 힘을 합쳐 완수한다는 특징이 있습니다. 기상병은 자율신경과 깊은 관련이 있으므로, 자율신경을 재정비하고 증상의 기폭제 역할을 하는 골격의 불균형도 바로잡습니다. 거북목, 요추전만증, 척추측만증 등으로 골격의 균형이 무너지면 두통, 현기증, 목·어깨 결림과 같은 증상이 나타나기 쉽습니다. 저는 기상병과 자율신경을 다루는 전문의로서 환자분들의 증상을 살피므로 간단한 셀프케어법의 지도는 할 수 있어도 골격 자체를 치료하지는 못합니다. 따라서 골격·근육·운동 분야의 전문가인 퍼스널 트레이너의 힘을 빌려 기상병을 치료합니다.

저는 '몸 전체의 건강'을 중요시합니다. 주로 골격을 중심에 놓고 진찰하지만 인간에게는 다양한 측면이 있습니다. 몸·마음·사회가 균형을 이루어야 최고의 상태를 유지할 수 있지요. 증상이 다양한 만큼 식사·수면·운동 습관, 정신 건강, 인간관계, 사회생활 등 각자에게 필요한 접근법도 다양합니다. 기상병은 날씨 변화 때문에 나타나지만 셀프케어법을 통해 다방면으로 보완해 나가면 증상을 개선하고 관리할 수 있습니다.

이 책을 통해 오랜 임상 경험에서 제가 얻은 기상병의 모든 지식, 예컨대 그 실체부터 치료법, 대책에 이르기까지를 낱낱이 알려드리고자 합니다. 책은 지식 편, 실천 편으로 구성되어 있습니다. 전반부인 1~4장은 기상병을 이해하는 데 필요한 기본 지식과 더불어 기상병과 깊은 관련이 있는 자율신경을 설명합니다. 기상병 전문의가 기상병으로 고통받는 환자들의 질문에 답변하는 형식으로 꾸며봤습니다. 후반부인 5~6장은 일상생활에서 가볍게 따라 할 수 있는 셀프케어법과 골격 운동요법을 소개합니다. 기상병을 잘 관리하려면 자율신경을 재정비하는 일이 중요한데, 이 자율신경을 재정비하는 데 필요한 것이 바로 '골격'의 개선입니다. 골격 전문가인 퍼스널 트레이너의 도움을 받아 지금껏 다른 책에서는 볼 수 없었던 셀프케어법을 잔뜩 담았습니다.

이렇게 의사와 퍼스널 트레이너가 힘을 합쳐 치료하는 사례는 일본에서는 흔치 않은 일일지도 모릅니다. 이 책 한 권으로 많은 환자 분이 기상병을 잘 관리하고 증상을 개선할 수 있기를, 나아가 더 건강하고 활기차게 생활할 수 있기를 진심으로 기원합니다.

쿠데켄 츠카사

CONTENTS

머리말 ... 2
기상병 체크리스트 ... 10
등장인물 소개 ... 12

PART 1 혹시 나도 기상병?

- 01 내 증상은 기압 탓일까? ... 14
- 02 매일 아침 잠자리에서 일어나기가 힘들다면…… ... 17
- 03 환절기마다 찾아오는 두통 ... 20
- 04 날이 궂으면 심해지는 현기증 ... 23
- 05 이유 없이 먹먹해지는 귀 ... 26
- 06 기압 변화로 힘들어하는 사람은 주로 여성이다? ... 29
- 07 '계절성우울증'이란? ... 32
- 08 정말 마음의 병일까? ... 35
- 09 조금이라도 차도가 있었으면…… ... 38
- **COLUMN** 여성의 몸과 기상병 ... 41

PART 2 기상병 기본 지식

- 01 기상병은 병일까? ... 44
- 02 기상병 증상에는 어떤 것들이 있을까? ... 46
- 03 기상병 환자는 증가하고 있다? ... 49
- 04 기상병이 가장 심해지는 시기는 장마철과 태풍이 불 때 ... 52

05 기압 변화를 느끼는 부위는 어디일까? ····· 55
06 계절병과 무엇이 다를까? ····· 58
07 비 내리기 전에 증상이 심해지는 이유는? ····· 61
08 기온 차와도 관련이 있다? ····· 64
09 겨울철의 낮은 습도도 기상병의 원인이다? ····· 67
10 어린이에게도 기상병 증상이 나타난다? ····· 70
COLUMN 보름달과 기상병 ····· 73

PART 3 자율신경과 기상병

01 자율신경이란? ····· 76
02 교감신경, 부교감신경이란? ····· 79
03 자율신경의 '교란'이란? ····· 82
04 만약 자율신경이 없다면? ····· 85
05 혹시 나도 자율신경 기능이상? ····· 88
06 쉬어도 피로가 가시지 않는 이유는? ····· 91
07 나쁜 자세도 영향을 미친다? ····· 94
COLUMN 화산 분화로도 이상 증상이 나타난다?! ····· 97

PART 4 기상병 케어하기

01 기상병, 금방 나을 수 있다? ····· 100
02 부담 없이, 꾸준하게 실천할 수 있는 기상병 예방법 ····· 103

03 기압 예보 애플리케이션 사용 팁 ... 106
04 기상병은 한방치료로 낫는다? ... 109
05 자율신경에 좋은 식사 ... 112
06 아로마와 목욕을 통한 휴식 ... 117
07 계절별 기상병 대책 ... 120
08 무심결에 스마트폰으로 향하는 손 ... 123
09 기상병 증상으로 괴로울 때 대책은? ... 126
COLUMN 기상병 전문 외래 진료 개설 ... 129

PART 5 지금 당장 따라 할 수 있는 증상별 셀프케어

01 편두통 ... 132
02 긴장성 두통 ... 135
03 현기증 ... 138
04 이명 ... 141
05 목·어깨 결림 ... 144
06 전신 권태감·피로감 ... 147
07 전신통증 ... 149
08 저혈압 ... 152
09 불면증 ... 155
10 불안증·억울증·마음의 증상 ... 160
11 냉증 ... 163
12 가슴 두근거림·호흡곤란 ... 166
13 기침·콧물 ... 169

14 부종 171
COLUMN 치료를 위해 퍼스널 트레이너와 힘을 합치다 173

PART 6 자율신경을 재정비하는 셀프케어

01 골격 불균형 자가 진단법 176
02 자율신경의 기본은 호흡 180
03 머리·귀 주변 마사지 182
04 흉곽 스트레칭으로 호흡을 편안하게 184
05 부교감신경을 활성화하는 목 마사지 186
06 척추 스트레칭으로 온몸을 개운하게 188
07 틈틈이 견갑골·등 마사지 190
08 고관절·골반 관리법 192
09 발바닥 마사지로 혈액순환 개선 194

맺음말 195
색인 197

※ 셀프케어의 효과는 사람마다 다릅니다. 무리하게 따라 하지 마시고 불편하다는 느낌이 들면 바로 동작을 중단해주시기 바랍니다. 아울러 임산부 혹은 다른 치료를 병행하고 계시는 분은 셀프케어법을 실천하기 전에 의사와 상의하시기 바랍니다.
※ 책의 내용은 2022년 7월 기준으로 작성한 것입니다.

기상병 체크리스트

다음 ①~⑱ 중 해당하는 증상에 체크 ☑ 해보세요.

- ☐ ① 날씨가 궂으면 몸 상태가 좋지 않다.
- ☐ ② 비가 오기 전이나 흐려지기 전에 미리 날씨 변화를 알아챌 수 있다.
- ☐ ③ 평소 두통(긴장성 두통, 편두통 등)에 시달린다.
- ☐ ④ 목·어깨가 결린다. 목과 어깨에 만성적인 병이나 증상이 있다.
- ☐ ⑤ 현기증이나 이명이 종종 나타난다.
- ☐ ⑥ 강한 권태감을 느낀다. 아침에 일어났을 때도, 한낮에도 몸이 피곤하다.
- ☐ ⑦ 저혈압이 나타날 때가 있다. 혈압이 낮아지면 몸 상태가 좋지 않다.
- ☐ ⑧ 정신적인 증상(불안 장애, 적응 장애, 억울증, 조현병 등)이 있다.
- ☐ ⑨ 자세가 좋지 않다. 척추후만증이나 요추전만증이 있다.
- ☐ ⑩ 오래전에 다친 상처에 때때로 통증이 느껴진다.
- ☐ ⑪ 원인을 알 수 없는 가슴 두근거림이나 소화기 증상이 있다.
- ☐ ⑫ 컴퓨터나 스마트폰을 많이 사용한다(평균 4시간/일 이상).
- ☐ ⑬ 멀미를 자주 한다.

☐ ⑭ 평소 운동을 하지 않고 스트레칭이나 맨손체조 역시 거의 하지 않는다.

☐ ⑮ 이를 악물거나 이를 가는 습관이 있고 치과 치료를 받는 일이 많다.

☐ ⑯ 온도가 일정한 곳(여름에는 냉방을, 겨울에는 난방을 하는 곳)에 머무는 시간이 길다.

☐ ⑰ 일상생활에서 정신적인 스트레스를 자주 느낀다.

☐ ⑱ 현재 겪는 증상이 갱년기장애 증상인지 생각해본 적이 있다.

판정 결과

● **판정1**

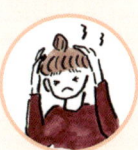

①과 ②에 해당하는 사람은 기상병일 확률이 높습니다. ①, ② 둘 중 하나라도 해당한다면 기상병일 확률은 약 80%입니다.

● **판정2**

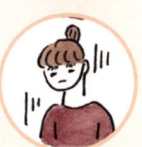

①, ② 외 항목 중 해당하는 항목 수가 많을수록 기상병일 확률이 높습니다. 특히 ③~⑪은 기상병 환자들이 호소하는 전형적인 증상입니다. 아울러 ③~⑱ 중 해당하는 항목이 다섯 개 이상이면 기상병이 나타나기 쉽습니다. 다만 해당하는 항목이 많다고 해서 반드시 기상병이라고 단정할 수는 없습니다.

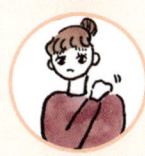

등장인물 소개

기상병 전문 외래 진료에는 다양한 증상을 지닌 환자들이 찾아옵니다.
기상병·자율신경과 관련한 고민이나 궁금증을 구원 선생님이 알기 쉽게 설명해드립니다.

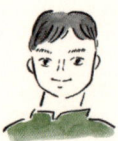

구원 선생님(의사)

내과·신경과 병원에 기상병 전문 외래 진료를 개설해 환자들의 기상병을 치료합니다. 운동요법과 정신 건강관리를 중요하게 여깁니다.

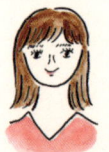

하루(대학생)

오래전부터 원인을 알 수 없는 현기증·컨디션 난조에 시달려왔습니다. 가는 병원마다 특별한 이상이 없다는 진단이 나와, 이번에는 기상병 전문 외래 진료를 받아보기로 했습니다.

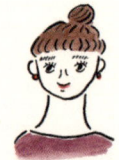

가희(프리랜서)

아침에 일어나도 상쾌한 기분이 들지 않고 불면증·전신 권태감에 시달립니다. 기상병은 치료할 수 없는 병이라는 생각에 평생 안고 갈 각오를 다지지만······.

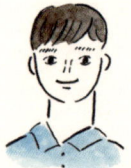

시후(회사원)

날씨가 굿으면 귀가 먹먹해지거나 이명이 들립니다. 일 때문에 컴퓨터와 스마트폰을 쓸 일이 많은데 재택근무로 증상이 한층 더 심해졌습니다.

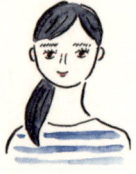

유미(주부)

평소 두통을 안고 살지만 환절기가 되면 유독 증상이 심해집니다. 식사·생활 습관을 돌아보고 자율신경을 조절해 증상을 개선하고자 합니다.

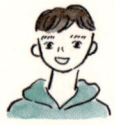

민율(초등학생)

유미의 8살 난 아들입니다. 두통으로 아침에 좀처럼 일어나지 못하는 탓에 종종 '게으른 아이', '학교 가기 싫어하는 아이'로 오해를 받습니다.

PART

1

혹시 나도
기상병?

01 내 증상은 기압 탓일까?

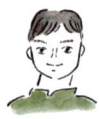
하루

Q 몇 년 전부터 이유 없이 몸 상태가 좋지 않아서 고민입니다. 혹시 기압 때문일까요?

구원 선생님

날씨가 변화하는 시기에 유난히 컨디션이 나빠진다면 기압이나 기온의 영향일 가능성이 큽니다. 혹시 이런 적은 없으신가요?

- 비가 내리고 있을 때보다 비가 내리기 전이나 그친 뒤에 증상이 더 분명하게 나타난다.
- 태풍이나 집중호우가 있을 때, 고도가 높은 장소에 가거나 고속 엘리베이터를 타면 증상이 나타난다.
- 직장이나 집을 고층으로 옮긴 뒤부터 몸 상태가 좋지 않다.

여기에 해당하는 항목이 있다면 기압의 영향을 받고 있을지도 모릅니다. 그러나 <u>이유를 알 수 없는 컨디션 난조가 반드시 기압 때문이라고는 할 수 없습니다. 우선 의료 기관을 방문해 원인을 파악</u>하는 것이 중요합니다.

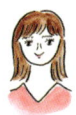
구체적으로 어떤 증상이 나타나면 기상병을 의심해볼 수 있을까요?

10페이지에서 살펴본 '기상병 체크리스트'의 증상(두통, 전신 권태감, 목·어깨 결림, 현기증 등)이나 왠지 모르게 컨디션이 좋지 않은 상태가 지속되지만 병원에서 검사를 해봐도 별다른 이상 소견 없이 '자율신경 교란', '심신의 스트레스', '기분 탓', '부정형 신체 증후군' 등의 진단을 받았다면 기상병이나 자율신경 기능이상이 의심됩니다.

'부정형 신체 증후군'이란 신체에 뚜렷한 이상이 없는데도 두통이나 권태감과 같은 다양한 증상을 지속적으로 호소하는 증상을 뜻합니다. 이러한 원인 불명의 컨디션 난조는 대부분 여러 가지 증상이 복합적으로 나타나며 증상이 많을수록 원인을 특정하기 힘듭니다.

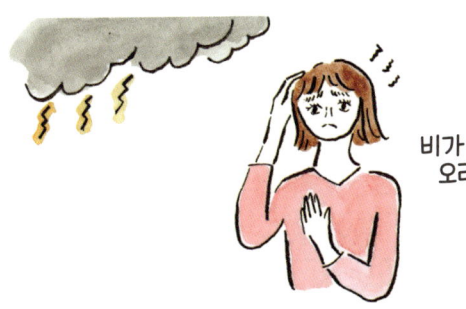

날씨 변화에 민감한 사람은 기압의 영향을 받기 쉽습니다.

드물기는 하지만 한 가지 증상만 나타나기도 합니다. 가령 현기증은 이비인후과에서 검사해봐도 이상이 없고 뇌 MRI, 경추 MRI, 엑스레이 검사에서도 이렇다 할 증상이 발견되지 않아 원인 불명이라는 진단을 받는 일이 많습니다. 전신 권태감 역시 내과 검사를 하더라도 원인을 알 수 없는 경우가 제법 있습니다.

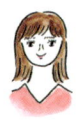

기압 때문인지 아닌지를 스스로 알 수 있는 방법은 없나요?

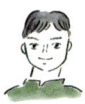

한 가지 있습니다. 스스로 늘 몸 상태가 좋지 않은지, 아니면 날씨 변화에 따라 몸 상태가 변화하는지를 확인해보는 것입니다. 기압 때문에 나타나는 컨디션 난조는 비가 내리기 전이나 짧은 기간 동안 온도 차가 커지는 시기에 증상이 뚜렷해집니다. 컨디션이 좋지 않은 상태가 그다지 변동 없이 늘 이어진다면 원인은 기압이 아닐지도 모릅니다.

저는 몸 상태가 좋지 않은 데는 분명히 원인이 있다고 생각합니다. 증상이 있다면 원인이 될 만한 것들을 조금이라도 찾아내 적당한 처치를 해야 합니다.

02. 매일 아침 잠자리에서 일어나기가 힘들다면······

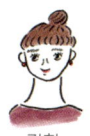
가희

Q 매일 아침 잠자리에서 일어나기가 너무 힘듭니다. 오늘도 회의에 지각할 뻔했어요.

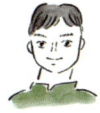
구원 선생님

상쾌한 기분으로 아침을 맞이하지 못하는 데에는 여러 가지 이유가 있는데 대표적으로는 **기압의 영향, 저혈압, 정신적인 스트레스**가 있습니다. 그 밖에도 빈혈이나 생리 주기 등 추측할 수 있는 원인은 수없이 많습니다. 우선 스스로 어떤 유형에 해당하는지 체크해보세요.

① 좀처럼 잠에서 깨어나지 못한다. 알람 소리를 들은 기억이 없다.
② 잠은 깼지만 몸을 움직이기가 힘들다.
③ 일어날 수는 있지만 앉고 서는 동작을 하는 데 어려움이 있다.
④ 그럭저럭 몸을 움직일 수 있고 오후가 되면 몸 상태가 좋아진다.

위 네 가지 유형은 각각 원인이나 대책이 다릅니다.
①은 수면 부족일 가능성이 있습니다. 정해진 시간에 잠자리에 들어 수면 리듬을 만들면 대부분 개선됩니다. 사춘기에 주로 나

타나는 기립조절장애(갑자기 일어섰을 때 혈압이 낮아지거나 맥박이 흐트러지는 질환)와 혼동되기도 합니다.

②는 누워있을 때도 저혈압이 나타나는 상태입니다. 잠에서는 깨어났지만 혈압이 낮아 몸을 움직이기 힘듭니다. 넷 중 가장 고통스러운 유형이지요.

③은 기립조절장애일 가능성이 큽니다. 혈압 높이는 약을 먹으면 개선되기도 합니다.

④는 수면 부족이나 저혈압일 가능성은 있지만, 일단 몸을 움직이기 시작하면 활력을 되찾는 유형입니다. 정해진 시간에 일어나 몸을 움직이면서 생활 리듬을 조절합니다.

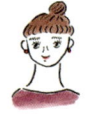

기압과는 어떤 관계가 있나요?

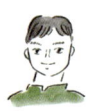

기압의 영향을 받는 사람은 아침에 일어날 때 기압이 낮으면 혈압도 덩달아 낮아지는 경향이 있습니다. **기압이 낮아지면 혈관이 확장되어 혈압이 내려가기 때문입니다.** 원래 저혈압인 사람이라면 평소보다도 혈압이 더 떨어져 집에 있는 혈압계로 수축기 혈압(혈압을 잴 때 높은 쪽의 수치, 정상치는 135mmHg 이하)을 측정했을 때 80mmHg 이하가 나오기도 합니다. 그 상태로 침대를 박차고 나오기는 힘들겠지요.

하지만 기압의 영향이 아니라 단순히 수면 문제일 때도 있습니다. 잠자는 시간이 부족하거나 수면의 질이 나쁘다면 주의해야

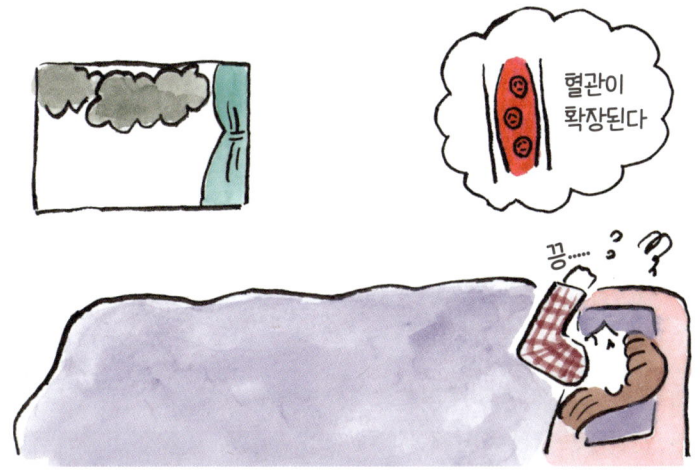

아침에 일어날 때 기압이 낮으면 혈압도 덩달아 낮아져 잠자리에서 일어나기가 힘듭니다.

합니다. 잠은 몸과 마음을 리셋할 수 있는 가장 중요한 수단입니다. 몸과 마음을 충분히 회복하지 못한 채 아침을 맞이한다면 나날이 문제가 쌓여만 가겠지요.

수면 문제, 저혈압, 기압 변화는 대부분 서로 연관이 있고, 여기에 학교나 직장에서 받는 정신적인 스트레스도 더해집니다. 우선 자신의 기상 패턴을 파악하고 이러한 원인을 종합적으로 판단하는 것으로 적절한 대책을 찾을 수 있습니다.

03. 환절기마다 찾아오는 두통

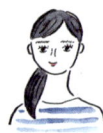
유미

> **Q** 오래전부터 두통에 시달려왔습니다. 특히 환절기가 되면 심해져요.

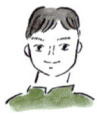
구원 선생님

저희 병원을 찾는 환자분들 중 80% 이상은 두통이 가장 고통스럽다고 말씀하십니다. 환절기는 자율신경의 균형이 깨지기 쉬운 시기라 두통을 호소하는 분들이 많아집니다.

두통에는 **일차성 두통과 이차성 두통**이 있습니다. '일차성 두통'은 편두통, 긴장성 두통, 군발성 두통과 같은 '만성적인 두통'을 일컫는 말로, 뇌에 이상이 있어 발생하는 두통은 아닙니다. '이차성 두통'은 다른 질환이 숨어있을지도 모르는 두통으로, 두통 증상을 일으키는 질환을 특정하는 일이 중요합니다.

일차성 두통 대부분은 편두통과 긴장성 두통이며 날씨의 영향을 받기 쉽습니다. 흔히 '기압의 변동으로 통증이 심해지면 편두통'이라고 하지만, 사실 긴장성 두통 역시 같은 이유로 악화되는 경우가 많습니다.

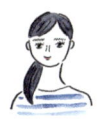
두통이 특히 심해지는 시기가 있나요?

두통이 가장 심해지는 시기는 장마철과 태풍이 부는 시기입니다. 하지만 실제로 환자 수가 늘기 시작하는 시기는 대략 5월 첫째 주 이후부터입니다. 왜냐하면 매년 5월경 일본에는 온대 저기압이 급속하게 생성되는 '메이 스톰(May Storm)'이 찾아와 기압 변동이 자주 발생하고, 환절기인 데다가, 5월 첫 주에 있는 긴 연휴 이후 직장인과 학생들이 무기력증을 느끼는 오월병(五月病)까지 겹치면서 자율신경이 쉽게 흐트러지고 두통 증상을 호소하는 분들이 생기기 때문입니다.

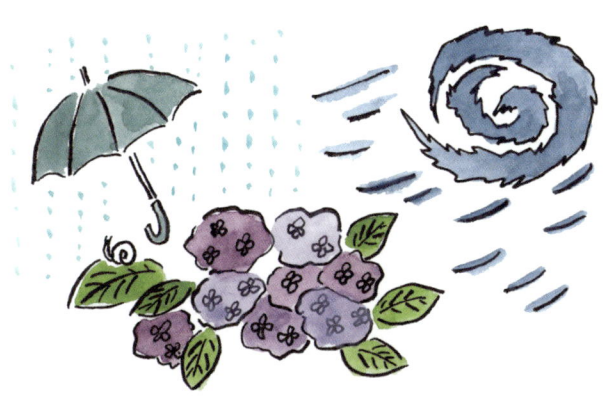
두통이 가장 심해지는 시기는 장마철이나 태풍이 부는 계절입니다.

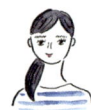
저도 매년 장마철 무렵부터 서서히 두통이 심해져요.

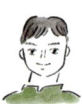
두통이 일어나는 원인은 기압 차뿐만은 아닙니다. 기온 차나 습도 변화 등 다른 기상 요인과도 관련이 있습니다. 일본은 사계절마다 날씨 변화가 크므로 기상병이 더 심한 경향이 있습니다. **두통은 비가 내리고 있을 때보다 비가 내리기 전(기압이 떨어질 때)이나 비가 갤 때(기압이 높아질 때) 더 많이 발생합니다.** 흔히 비가 내리고 있을 때 두통이 심해진다고 생각하기 쉬운데, 조금 의외지요. 기상병 환자 분들만 알고 있는 사실일지도 모르겠네요. 환절기에 두통이 심해지는 분들은 날씨가 조금만 바뀌어도 두통의 빈도가 늘고 통증도 심해집니다. 이러한 두통은 전문 외래 진료를 받더라도 적당한 약을 찾지 못하는 경우가 많습니다. 그러나 두통과 기압을 서로 연관 지어 생각해 보면 적절한 대처 방법을 찾을 수 있습니다.

04. 날이 궂으면 심해지는 현기증

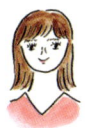
하루

Q 비만 내리면 현기증이 나요. 일어서기 힘들 만큼 심한 적도 있었는데요. 이것도 기압 때문인가요?

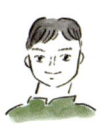
구원 선생님

현기증과 기압은 밀접한 관련이 있습니다. 먼저 현기증의 종류부터 설명해 드리겠습니다.

현기증에는 **회전성 현기증과 비회전성 현기증**이 있습니다. '회전성 현기증'은 말 그대로 빙글빙글 도는 듯한 현기증으로, 대체로 귀의 기능에 이상이 생겨 발생합니다. 이비인후과 검사로 진단할 수 있고 잘 치료하면 증상이 호전되는 케이스도 많습니다.

'비회전성 현기증'은 회전성 현기증 이외의 현기증을 의미합니다. 비회전성 현기증이 있는 분들은 주로 '몸이 둥실둥실 떠오르는 느낌', '땅이 흔들리는 느낌'을 호소합니다. 이비인후과 검사에서도 특별한 이상이 발견되지 않는 경우가 많아 기상병 환자에게는 회전성 현기증보다 비회전성 현기증이 더 고민거리가 되고 있습니다.

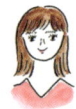 저도 이비인후과에서 별다른 이상이 없다는 진단을 받은 적이 있어요.

 기상병 환자의 50~60%는 현기증 증상을 호소합니다. 두통보다는 적지만 그래도 무척 높은 비율이지요. 비가 내리면 원래 현기증이 있던 분들은 증상이 더 심해집니다. 특히 날씨가 변화하는 시기에만 현기증이 난다는 분들은 몸이 떠오르는 듯한 느낌의 비회전성 현기증을 호소하는 케이스가 많습니다.

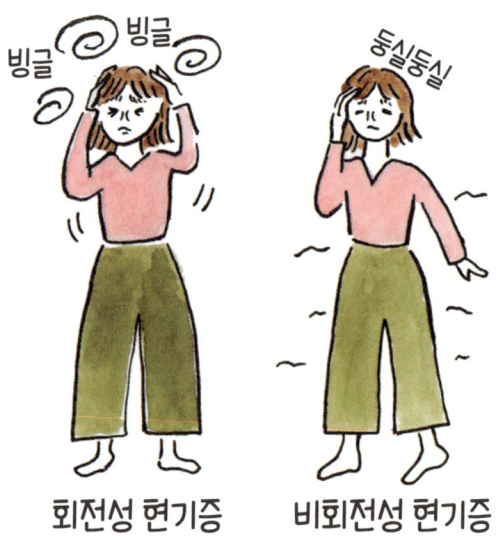

기압 변화로 현기증이 난다면 기상병일 가능성이 있습니다.

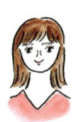

맞아요. 저도 비가 내리면 땅이 흔들리고 차멀미 같은 현기증 증상이 나타나요. 아까 말씀하신 '둥실둥실 떠오르는 느낌'과 비슷해요. 만약 증상이 나타나면 어떻게 해야 할까요?

회전성 현기증은 움직이는 일 자체가 힘드니 우선 그 자리에서 휴식과 안정을 취하시기 바랍니다. 머리를 좌우로 움직이거나 회전하는 쪽으로 고개를 돌리는 '현기증 완화 운동'도 효과가 있습니다. 비회전성 현기증은 증상이 나타나더라도 몸을 움직일 수는 있습니다. 주위 사물에 의지해 천천히 움직이시기 바랍니다. 갑자기 몸을 움직이거나 고개 방향을 바꾸지 않도록 주의하세요.

한편 귀는 우리 몸에서 기압의 영향을 크게 받는 부위 중 하나입니다. 귀 중에서도 영향을 받기 쉬운 부분은 고막 안쪽에 있는 중이와 내이지요(→56페이지). <u>귀는 기압 변화를 가장 먼저 감지하는 부위라고 해도 과언이 아닙니다. 귀의 이상을 진단하고 잘 관리함으로써 현기증 증상을 개선할 수 있습니다.</u>

05. 이유 없이 먹먹해지는 귀

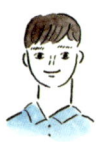
시후

Q 날이 흐리면 귀가 먹먹해요.
심할 때는 이명이 들리거나 아프기까지 해요.

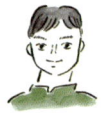
구원 선생님

귓속이 부풀어있는 듯한 느낌이 들어 무척 불편하지요. 이명, 현기증, 귀 먹먹함, 이 세 가지 증상은 늘 동시에 나타납니다. 기상병 환자들에게도 자주 보이는 증상이지요.
현기증과 마찬가지로 이명이나 귀가 먹먹한 증상 역시 기압과 관련이 있습니다. 기압이 귀에 미치는 영향을 가장 쉽게 이해할 수 있는 예로 비행기가 이륙한 뒤를 들 수 있습니다. 귀에 통증이나 이상을 느끼는 분들이 많지요. 이 현상은 대기압(외압)이 낮아지면서 상대적으로 몸의 내압이 높아지기 때문에 발생합니다. 비행기에 들고 탄 봉지 과자는 고도가 높아지고 기압이 낮아짐에 따라 빵빵하게 부풀어 오르지요. 인간의 몸에서도 똑같은 현상이 일어납니다.

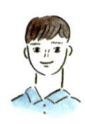

기압 차가 원인이군요.

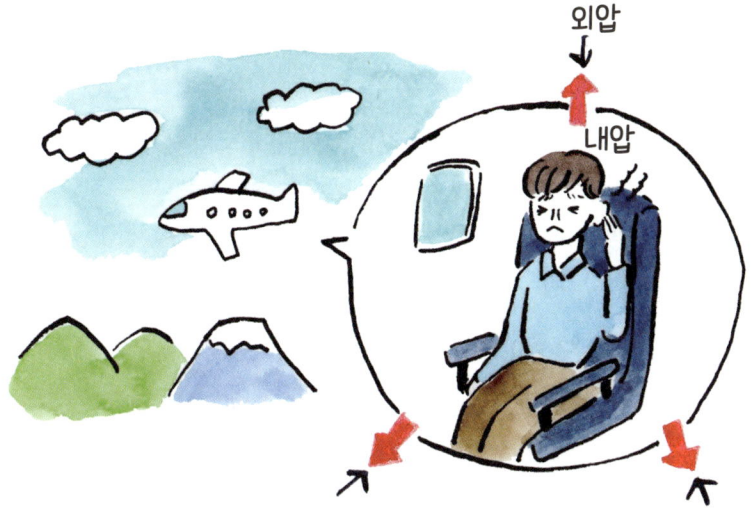

비행기가 고도를 높이면 대기압(외압)이 낮아져 귀에 통증이 느껴집니다.

고속 엘리베이터를 타면 현기증이 나거나 귀가 먹먹해지기도 합니다. 비행기를 탔을 때와 마찬가지로 외압과 내압의 차이 때문에 발생하는 현상이지요. 이러한 증상을 개선하려면 무엇보다 압력 차를 없애야 합니다. 이퀄라이징을 할 줄 알면 귀가 먹먹해지는 증상에 능숙하게 대처할 수 있을 것 같네요.

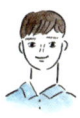
'이퀄라이징'이라면 다이빙할 때 외부 수압과 귀 내부 압력을 맞추기 위해 하는 행동 말씀인가요?

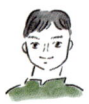

네, 맞습니다. 다이빙에서는 중이와 내이가 짓눌리는 느낌이 드는 반면, **기상병에서는 내이가 부풀어 올라 귀가 꽉 찬 느낌이 듭니다.** 고막이 눌려있거나 부풀어 올라있다고 이해하시면 쉽겠네요. 이퀄라이징 방법을 간략하게 소개하겠습니다.

- **발살바법:** 입은 다문 채 코를 잡은 뒤 코를 풀듯 조금씩 숨을 내뱉습니다.
- **프렌젤법:** 코를 잡고 혀뿌리(목에 가까운 부분)를 들어 올립니다. 귀에 가장 부담이 가지 않는 방법으로 알려져 있지만 초보자에게는 약간 어렵게 느껴집니다.
- **토인비법:** 침을 삼키는 방법입니다. 구개범장근(목구멍 안쪽 근육)을 수축시키면 유스타키오관이 열리면서 고막 상태가 정상으로 돌아옵니다.

흐린 날, 귀가 먹먹한 증상에 시달리는 분들은 꼭 한번 해보시기 바랍니다. 능숙해지면 귀에 문제가 발생했을 때 대처하기가 한결 수월해집니다.

06. 기압 변화로 힘들어하는 사람은 주로 여성이다?

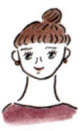
가희

Q 기압 변화 때문에 괴롭다는 이야기를 친구들과도 종종 해요. 그러고 보면 기상병으로 힘들어하는 사람은 주로 여성이라는 생각이 들어요.

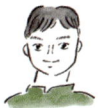
구원 선생님

실제로 기압 변화에 민감한 사람은 남성보다 여성이 많습니다. 저희 병원의 기상병 환자 성비는 **여성이 70~80%, 남성이 20~30%**입니다. 놀랄 만큼 차이가 있지요.

하지만 요즘 들어 재택근무가 늘어서인지 목·어깨 결림에서 시작해 긴장성 두통으로 발전한 기상병 증상을 호소하는 남성들도 증가하는 추세입니다.

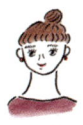

왜 여성이 더 많을까요?

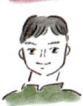

① **여성호르몬(생리 주기나 갱년기 등)**: 호르몬 변화는 기압 변화와 결부되어 증상을 더욱 악화시킵니다. 단, 남성의 갱년기는 기상병과 그다지 관련이 없는 듯 보입니다.

기상병은 남성보다 여성에게 많이 나타납니다.

② **여성에게 자주 발생하는 빈혈**: 빈혈이 있으면 두통, 현기증, 목·어깨 결림, 전신 권태감 등 다양한 증상이 발생하기 쉽습니다. 빈혈 진단에는 헤모글로빈 수치뿐만 아니라 페리틴 수치도 중요합니다.

③ **여성에게 자주 보이는 저혈압**: 저혈압과 관련한 내용은 앞(→17페이지)에서 설명해 드린 바 있습니다.

④ **골격의 형태**: 여성의 골반은 척추부터 두개골에 걸친 골격에 부담을 주는 형태를 띠고 있습니다.

⑤ **근육량**: 여성은 근육량이 적어 몸을 지탱하는 힘이 약하므로 자세를 유지하는 데 큰 부하가 걸립니다. 아울러 근육량이 적으면 혈액순환도 원활하지 않을 수 있습니다.

⑥ **사무직 종사자가 다수**: 오랜 시간 같은 자세로 일하므로 목·어깨 결림에 취약합니다. 반대로 몸을 움직여 일하면 기상병 증

상이 나타날 확률이 낮습니다.

⑦ **여성에게 자주 나타나는 냉증:** 냉증은 기압·기온 차와 더불어 컨디션 난조의 주요한 원인입니다.

⑧ **부종:** ①~⑦의 결과로 냉증, 혈액순환 장애, 수분 대사장애 등이 발생해 몸이 쉽게 붓습니다. 기상병 증상이 나타나기 쉬운 상태이지요.

덧붙여 기억해야 할 사실이 있습니다. ①~⑧과 별개로 편두통·긴장성 두통 모두 여성에게 많이 발생한다고 역학적으로 밝혀진 바 있습니다. 그리고 기상병 환자의 80% 이상이 두통을 호소하지요. 평소 두통을 앓는 여성의 수를 고려하면, 남성보다 여성이 기상병에 걸리기 쉽다는 것입니다.

07. '계절성우울증'이란?

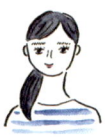
유미

Q 얼마 전 TV에서 '계절성우울증'이라는 말을 처음 접했어요. 오월병과 같은 개념인가요?

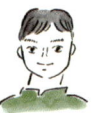
구원 선생님

오월병은 주로 5월 첫째 주 이후 발생하지요. 증상은 우울증과 비슷한데 계절성우울증과는 또 다릅니다.

'계절성우울증'은 의학적으로 계절성 감정 장애로 해석합니다. **대체로 일조 시간이 짧아지는 가을부터 겨울에 걸친 기간 동안 발병**합니다. 햇볕을 쬐는 시간이 짧아지면서 신경전달물질인 세로토닌 합성량이 줄어 발생한다고 알려져 있습니다.

세로토닌은 '행복 호르몬'이라는 별명처럼 기분이나 감정 조절에 관여하며 생활 리듬에도 영향을 미칩니다.

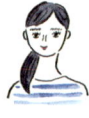

계절성우울증과 우울증의 증상은 다른가요?

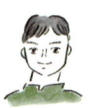

계절성우울증은 우울증과 증상이 비슷하지만 큰 차이가 있습니다.

계절성우울증과 우울증에서 공통적으로 나타나는 증상은 다음과 같습니다.

- 기분이 가라앉는다.
- 초조하고 불안하다.
- 매사에 의욕이 없다.
- 집중력이 떨어진다.
- 무슨 일을 하든 흥미를 느끼지 못한다.

반면 계절성우울증에서만 나타나는 증상은 다음과 같습니다.

- 수면 시간이 길어진다. 깨우지 않으면 한참 동안 잘 수 있다.
  → 우울증 환자 중에는 불면증을 호소하는 분들이 많습니다.
- 식욕이 증가한다. 단것이나 탄수화물 섭취량이 는다. 체중이 증가한다. → 우울증의 주요 증상은 식욕부진입니다.
- 몸이 나른하다. 몸을 움직이는 일이 귀찮다. 의욕이 없다.
  → 우울증에서는 기분이 가라앉는 증상이 더욱 두드러지게 나타납니다.

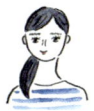

왠지 알 것 같아요. 계절성우울증을 치료하는 방법은 있나요?

계절성우울증을 개선하는 데는 다음과 같은 방법이 효과적입니다.
우선 **가능하면 매일 1시간 정도 햇볕을 쬡니다.** 실내광과 비교하면 태양광의 조도는 차원이 다릅니다.

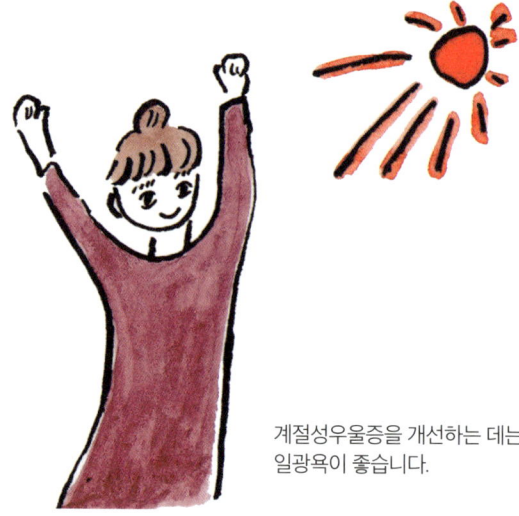

계절성우울증을 개선하는 데는
일광욕이 좋습니다.

계절성우울증은 세로토닌 부족으로 발생하므로 **세로토닌 분비를 촉진하는 물질을 섭취하는 것도 중요합니다.** 세로토닌을 생산하려면 트립토판, 탄수화물, 비타민 B_6가 필요합니다. 트립토판은 유제품, 달걀, 대두, 등푸른생선에 풍부하게 함유되어 있습니다. 탄수화물은 밥, 감자·고구마 등에, 비타민 B_6는 콩을 발효시켜 만든 일본 전통 음식 낫토, 닭가슴살, 생선, 마늘, 가루 녹차 등에 많습니다.

영양분 섭취를 꼼꼼하게 따지기가 번거롭다면 바나나를 추천합니다. 사실 바나나는 이 세 가지 성분이 다 들어있는 만능 식품이지요.

08. 정말 마음의 병일까?

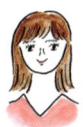
하루

Q 제가 겪는 고통을 주위 사람들은 잘 이해하지 못해요. 사람들 말처럼 정말 마음의 병일까요?

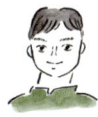
구원 선생님

단언하건대 그렇지 않습니다. 그러나 증상이 마음에 미치는 영향이 큰 것은 틀림없습니다.

기상병을 왜 '마음의 병'이라고 하는지 이유를 추측해보겠습니다. 첫째, 기상병의 증상은 다양하지만 **각 증상을 검사해보면 이상이 없다는 결과가 나오거나 증상의 근거가 될 만한 이상이 발견되지 않는 경우가 많기 때문**입니다.

이를테면 MRI로 두통을, 이비인후과 검사로 현기증을, 채혈 검사로 전신 권태감을, 심전도·엑스레이·초음파로 가슴 두근거림을 검사하지만 모두 이상이 없다는 케이스도 드물지 않습니다. 목과 어깨가 결리는 증상은 엑스레이 검사를 통해 겨우 거북목이라는 진단을 받는 정도에 그칩니다.

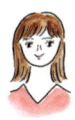

맞아요. 가는 병원마다 늘 이상이 없다고 해요.

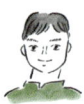 둘째, 기상병은 <u>증상이 있을 때와 없을 때의 차이가 큽니다</u>. 분명 조금 전까지는 괜찮았는데 날씨 탓에 갑자기 컨디션이 나빠진 모습을 직접 맞닥뜨리면, 주위 사람들이 보기에는 한층 더 이해하기가 어렵겠지요.

셋째, 기상병은 <u>우울감이나 불안감 같은 증상이 자주 나타난다는 점입니다</u>.

이러한 세 가지 이유로 기상병은 '마음의 병'이라고 판단하기 쉽습니다.

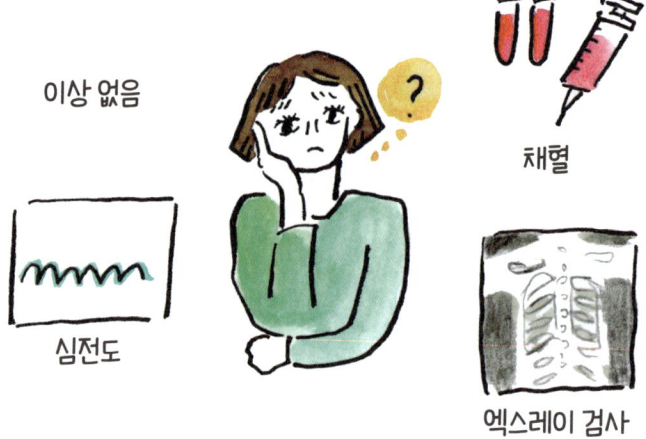

기상병 증상이 있어도 검사에서는 이상이 발견되지 않는 경우도 많습니다.

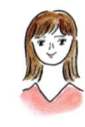
다행이에요. 제가 정신적으로 약한 게 아니었어요.

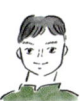
그럼요. **기상병은 마음의 병이 아니라 날씨 변화의 영향으로 몸과 마음이 불안정한 상태에 놓이는 현상**입니다. 저는 임상에서 주변 사람들에게 이해받지 못하는 환자들의 고충을 늘 가까이에서 보고 듣습니다. 그러나 원인을 알고 환자와 함께 치료해나가면 증상은 서서히 호전됩니다. 인간의 몸과 마음은 하나입니다. 몸에 영향이 나타나면 마음에도 영향이 나타납니다. 물론 반대도 마찬가지죠.

요즘에는 다른 병원의 소개로 저희 병원을 찾는 분들도 늘어 기상병에 대한 이해도가 조금씩 높아지고 있다는 생각이 듭니다. 이러한 현상이 점점 더 확대되기를 바랍니다.

09. 조금이라도 차도가 있었으면……

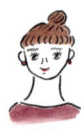
가희

Q 기상병이 깨끗이 나으리라는 기대는 하지 않아요. 하지만 조금이라도 차도가 있었으면 좋겠어요.

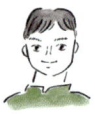
구원 선생님

걱정하지 마세요. 증상을 완화하는 방법이 있으니까요. NRS(Numerical Rating Scale)라는 통증 평가 척도가 있습니다. 통증 정도를 수치화하는 국제적인 평가 기준으로 10은 상상할 수 있는 최대의 통증을, 0은 통증이 전혀 없는 상태를 의미합니다. 두통은 NRS를 통해 경과를 평가합니다. 기상병 치료 후 70~80%의 환자들이 NRS 10이던 통증 정도를 5~6으로 평가했습니다. 다시 말해 통증이 반이 된 셈입니다. 두통 외 증상에서도 같은 정도로 통증이 완화되었습니다. <u>적절한 치료를 실시한다면 증상을 완화하는 일은 그렇게 어렵지 않습니다.</u>

물론 완치를 목표로 한다면 허들은 더 높아집니다. 그러나 완치된 환자들도 많습니다. 저는 기상병이나 자율신경 불균형을 안고 사는 환자들을 퍼스널 트레이너와 연계·협력해 치료합니다. 사례를 하나 소개하겠습니다.

[퍼스널 트레이너와 함께 골격을 바로잡고 운동요법을 실시한 치료 사례]

- **환자:** 20대 여성
- **증상:** 기상병(두통, 목·어깨 결림, 전신 권태감, 현기증, 저혈압, 아침에 일어나기 힘듦)
- **경과:** 기상병 환자에게는 매우 높은 확률로 골격의 불균형(요추전만증, 라운드숄더, 좌우 어깨 혹은 골반 높이 차이, 거북목 등)이나 심각한 목·어깨 결림이 나타난다. 이 환자 역시 엑스레이 검사로 골격의 불균형을 확인했다.
- **치료 방법:** 부기와 혈액순환 개선을 위한 약 처방, 귀 마사지와 몸 스트레칭을 비롯한 셀프케어 지도, 두통 일기, 기압 예보 애플리케이션 사용 추천 등

이 환자는 증상이 다양해 약물 복용과 셀프케어만으로는 충분한 증상 개선을 기대하기 어려웠습니다. 따라서 퍼스널 트레이너와 함께 골격의 균형 조정, 자율신경에 좋은 호흡법·식사법 지도, 운동요법을 병행했고, 결과적으로 증상이 말끔하게 사라졌습니다.

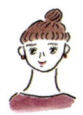

우와, 기상병이 낫는 사람도 있네요!

<u>증상 개선의 핵심은 골격을 조정해 골격의 불균형을 바로잡고 목·어깨 결림을 없애는 데 있습니다.</u> 골격을 바로잡는다는 관점에서 접근해나가면, 척추의 불균형이 완전히 다 낫기도 전에 이미 증상이 호전되기 시작합니다. 증상이 줄면 자연히 수면의

질이 좋아지고 마음에 안정이 찾아와 하루가 다르게 건강을 회복합니다.

퍼스널 트레이너는 환자 개개인의 특성, 치료 목적, 생활 습관에 맞는 트레이닝 프로그램을 짜고 1 대 1로 코칭합니다. 근육·골격·건강·운동의 전문가인 퍼스널 트레이너는 환자의 몸과 마음이 지금보다 더 건강한 상태가 되도록 체력·정신·영양 섭취적인 측면에서 다듬어나갑니다. 다만 골격을 조정하는 일은 예민한 영역이므로, 기술적으로나 인간적으로 신뢰할 수 있는 전문가와 함께 치료를 진행하는 것이 중요합니다.

> **Check** **기상병을 개선하는 골격 조정 트레이닝**
>
> 저희 병원과 제휴를 맺은 퍼스널 트레이너 스튜디오에서는 운동이나 스트레칭으로 골격의 불균형을 개선합니다. 따라서 환자들은 시간이 지나면 퍼스널 트레이너의 도움 없이, 말 그대로 '셀프케어'를 통해 골격 건강을 유지할 수 있습니다.
>
> 이를 실현하려면 퍼스널 트레이너의 상당한 수준의 기술과 경험이 필요합니다. 제가 현재의 스튜디오와 제휴한 이유, 여러 환자에게서 증상 개선이 나타나고 있는 이유는 바로 여기에 있습니다. 증상이 호전된 환자의 엑스레이 검사 결과를 확인해보면, 대부분 골격의 불균형도 개선된 상태였습니다.

COLUMN

여성의 몸과 기상병

저희 병원을 방문하는 기상병 환자의 70~80%는 여성입니다. 그 이유 중 하나는 여성호르몬입니다. 여성은 생리 주기 때문에 남성보다 컨디션 변동 폭이 큽니다. 컨디션이 좋지 않은 여성에게 나타나는 증상과 기상병의 증상은 유사한 점이 많아, 여성호르몬의 영향과 날씨 변화가 겹치면 증상이 더욱 악화되기도 합니다. 가령 생리 주기의 영향으로 나타나는 흔한 증상으로 편두통이 있는데, 기상병에서도 두통이 자주 나타납니다. 양쪽 모두 자율신경과 관련이 있어 증상이 서로 상승 작용을 일으킨다고 볼 수 있습니다.

여성호르몬에는 에스트로겐(난포호르몬)과 프로게스테론(황체호르몬)이 있습니다. 이 호르몬들은 뇌의 시상하부가 보내는 신호에 따라 난소에서 분비됩니다. 시상하부는 자율신경의 중추로, 기상병 역시 자율신경이나 시상하부와 관련이 있습니다.

여성호르몬과 관련 있는 증상에는 대표적으로 월경전 증후군(PMS, Premenstrual Syndrome)과 갱년기장애가 있습니다. 월경전 증후군은 생리 전 3~10일 동안 이어지는 정신·신체적 증상입니다. 월경전 증후군의 원인은 배란 전후에 나타나는 에스트로겐과 프로게스테론의 급격한 분비량 변화입니다. 주요 증상은 짜증, 우울감, 불안감, 정서 불안, 졸음, 두통, 복통, 현기증, 전신 권태감 등 다양합니다. 갱년기장애란 폐경과 함께 호르몬 분비량이 크게 변화하면서 일상생활에 지장을 초래할 만큼 증상이 심각한 상태를 말합니다. 호르몬을 왕창 내보내라는 신호가 시상하부로 전달되기 때문에 자율신경에 부하가 걸립니다. 주요 증상은 짜증, 정서 불안, 불면증, 의욕 저하, 의기소침한 기분, 혈관 운동 증상, 안면 홍조, 열감, 발한, 두통, 목·어깨 결림, 현기증, 냉증, 전신 권태감 등입니다.

기상병이 10~50대 여성에게 주로 발생하고 증상도 심하게 나타나는 이유는 생리 주기나 갱년기와 같은 여성호르몬 변화 때문입니다. 부인과에서 치료를 해도 증상이 나아지지 않을 때, 기상병이나 자율신경 치료를 하면 증상이 호전되기도 합니다. 반대로 기상병과 자율신경 치료에서 효과가 없더라도 부인과에서 치료받으면 증상이 호전되는 일도 있습니다.

참고: 공익사단법인 일본산과부인과학회(https://www.jsog.or.jp)

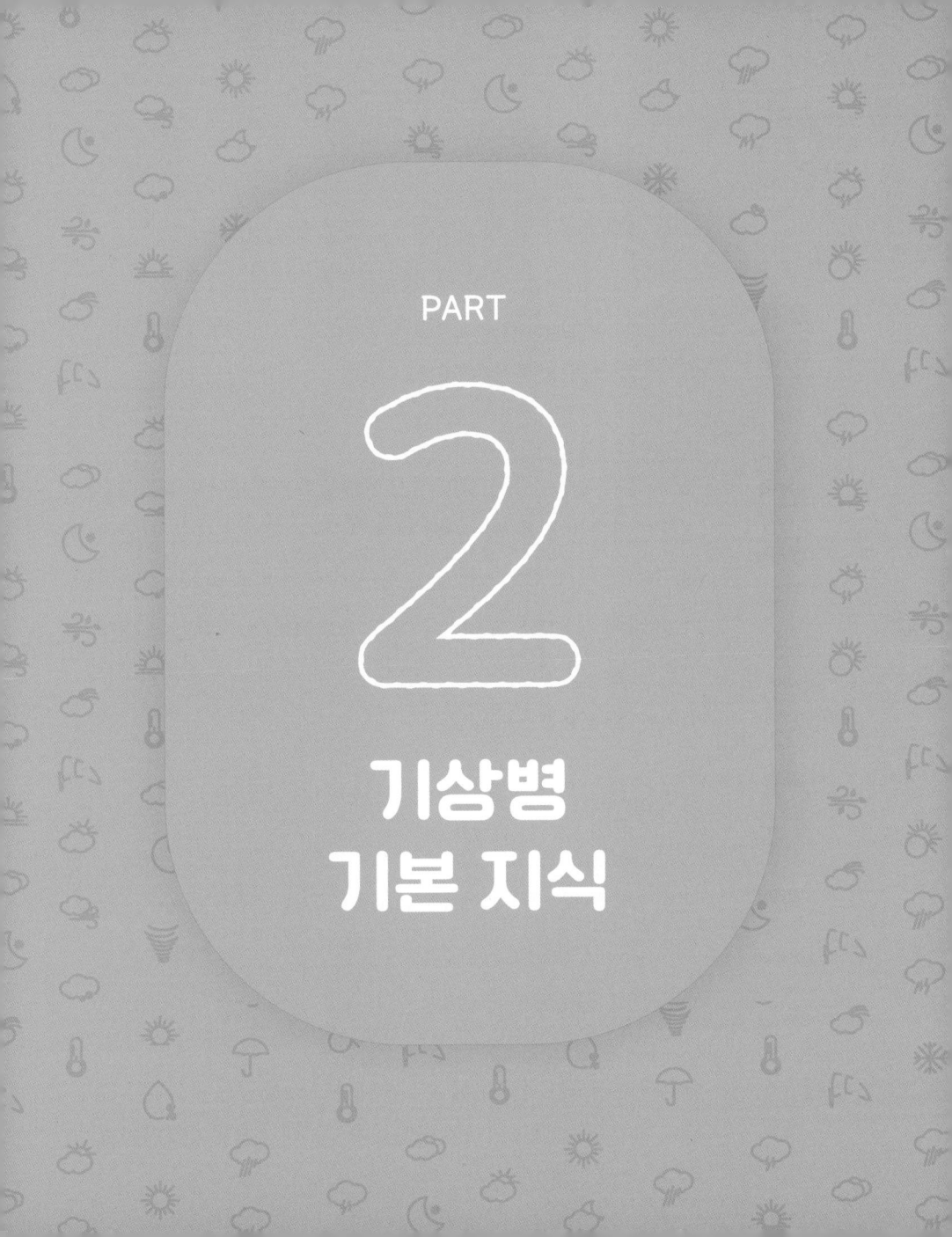

PART 2

기상병 기본 지식

01 기상병은 병일까?

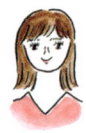
하루

> Q 저는 아무래도 기상병이 맞는 것 같아요.
> 그런데 기상병은 병인가요?

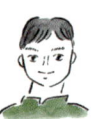
구원 선생님

'병'이란 몸과 마음에 이상이 생긴 상태를 의미합니다. 기상병 환자는 두통, 목·어깨 결림, 현기증, 권태감, 가슴 두근거림, 소화기 이상, 불안정한 마음 상태 등 다양한 증상을 호소합니다. 따라서 기상병은 병이라고 볼 수 있습니다. 하지만 모든 병에 반드시 병명이 있는 것은 아닙니다. 현 시점에서 **'기상병'이라는 명칭은 정식 병명은 아닙니다.**

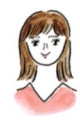

정식 병명이 아니라고요?

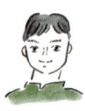

환자가 병원에서 기상병에 관해 물으면 "그런 병명은 없어요", "정식 병명도 아니니 틀린 말 같군요", "기상병이라는 말은 처음 듣습니다"라는 말을 종종 듣습니다. 심지어 "병이 있어서 증상이 나타나는 게 아니에요"라며 병 자체를 부정하는 경우도 무척 많습니다. 그러나 실제로는 학교나 직장에 가지 못할 만큼 증상이 심각한 분들도 적지 않습니다. 그렇지 않아도 괴로운데 고통을 이해받지도 못하니, 더욱 상처를 받을 수밖에 없죠.
'기상병 체크리스트(→10페이지)'에서 ①, ②의 증상에 해당한다면 기상병일지도 모릅니다.

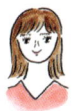
체크리스트로 확인해 보니 ①, ② 항목 모두 해당이 돼요. 저 정말 기상병인가 봐요.

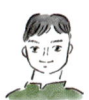
네, 기상병일 가능성이 크네요. 제가 의사로 일을 시작한 2000년대는 EBM을 중시하던 시기였습니다. EBM이란 'Evidence Based Medicine'의 약자로, '근거중심의학'이라고도 부릅니다. 이는 의사의 경험보다는 근거와 데이터가 우선시되는 일이 많아지면서, 제대로 된 근거가 없으면 병으로 인정하지 않았으므로, 기상병처럼 괴로운 증상에 시달리더라도 병이라고 부르기가 어려워졌습니다. 이 부분이 기상병의 가장 큰 쟁점입니다.

Check 경험과 근거에 바탕을 둔 기상병 진단

저희 병원에서 실시하는 기상병의 진단과 치료는 의사의 경험과 EBM을 바탕으로 합니다. 여기서 경험이란 내과·신경과 전문의이자 두통 전문의로서 쌓아온 경험을 뜻합니다. 현 시점에서는 의료계에서 정식으로 인정받을 만한 근거는 아닐지 모릅니다. 그러나 오랜 기간 매년 늘어가는 기상병 환자를 치료하면서 증상이 호전되는 분들을 많이 봐왔습니다. 환자 분들은 제게 종종 "드디어"라고 말씀하십니다. '드디어 내 고통을 이해해주는 의사를 만났다'라는 뜻이 함축된 말이지요.

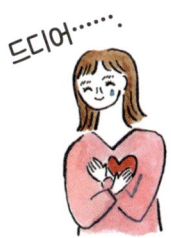
전문의의 진단을 받고 눈물을 보이는 환자 분도 계셨습니다.

02. 기상병 증상에는 어떤 것들이 있을까?

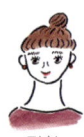
가희

Q 같은 기상병이라도 여러 유형이 있는 것 같네요. 구체적으로 어떤 증상이 나타나나요?

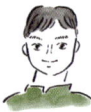
구원 선생님

기상병의 주요 증상은 다음과 같습니다.

- 두통
- 목·어깨 결림
- 현기증
- 이명
- 귀가 먹먹한 느낌
- 구역질, 구토
- 위의 통증
- 변비, 설사
- 전신 권태감
- 가슴 두근거림
- 저혈압
- 혈압 변화
- 아침에 잘 일어나지 못함
- 불안감

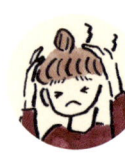 두통

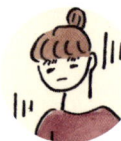 전신 권태감

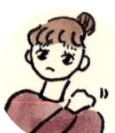 목·어깨 결림

기상병의 증상은 다양하고 복잡합니다.

- 억울감
- 우울증 증상
- 조울증 증상
- 오래된 상처의 통증, 관절통
- 신경통
- 잦은 기침, 멈추지 않는 기침(천식과 비슷한 증상)
- 비염
- 냉증(손발, 몸통, 전신)
- 손발 저림

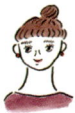

증상이 이렇게나 많다니 조금 놀라운데요.

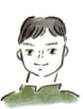

기상병의 양상은 사람마다 제각각이지만 **가장 많이 나타나는 증상은 두통입니다. 기상병 환자의 약 80%에서 나타나는 두통은 환자들이 가장 고통스러워하는 증상이기도 합니다.** 두통 증상만 나타나는 환자도 적지 않습니다. 그리고 만성적인 편두통이나 긴장성 두통은 날씨가 변화하면 증상이 악화되기 쉽습니다. 편두통과 긴장성 두통이 혼합된 유형이나 진통제 남용으로 생기는 약물과용 두통도 자주 관찰됩니다.

두통 다음으로 많이 나타나는 증상은 전신 권태감입니다. 이어 목·어깨 결림, 현기증, 아침에 잘 일어나지 못함, 저혈압 순입니다. 흔히 '비가 내리면 오래된 상처가 저린다'라고 하는데 의외로 빈번하게 나타나는 증상은 아닙니다. 이처럼 **기상병 증상은 무**

척 다양하고 복잡하며 한 가지 증상만 나타나는 케이스는 전체의 20% 미만에 그칩니다.

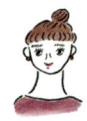 여러 증상이 한꺼번에 나타나는 경우가 대부분이군요.

 다만 증상이 정식으로 분류되어 있지는 않습니다. 저는 환자들을 진료할 때 다음 두 가지 분류법을 사용합니다.
① 통증이 가장 심한 증상을 '○○ 유형'이라고 분류한다.
② 증상의 원인이 기압 차인지 기온 차인지 분류한다(대략 10:1의 비율).

저는 증상의 유형을 분류하는 일보다 환자가 알아듣기 쉽게 설명하는 일이 더 중요하다고 생각합니다. 따라서 편두통이 심한 환자에게는 "편두통 유형이네요"라고, 현기증이 심한 환자에게는 "현기증 유형이네요"라고 말씀드립니다.

아울러 이야기를 나누는 과정에서 환자가 기압 차에 약한지 기온 차에 약한지를 파악하고 원인별로 적합한 대처법을 찾아나갑니다.

03 기상병 환자는 증가하고 있다?

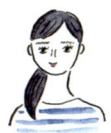
유미

> Q 요즘 기상병이라는 말을 자주 들어요.
> 실제로 기상병 증상을 호소하는 사람들이 늘고 있나요?

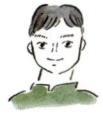
구원 선생님

네, 증가하는 추세입니다. 원래 저희 병원의 주요 진료 과목은 내과·신경과입니다. 그중에 기상병·두통·자율신경기능이상을 전문적으로 다루는 외래 진료를 운영하고 있는데, 신규 환자 중에는 이 세 가지 외래 진료를 받으시는 분들이 많습니다.

기상병 증상을 호소하는 사람이 늘어난 이유를 몇 가지 들어보겠습니다.

- 실제로 기상병 환자가 늘었다.
- 지구온난화로 기상이변이 잦아지면서 날씨 변화가 극심해졌다.
- 자율신경 관련 증상을 호소하는 환자가 늘었다.
- 만성적인 두통을 겪는 환자가 늘었다.
- 목·어깨 결림을 호소하는 환자가 늘었다.
- 발병 연령이 낮아지고 있다.
- 최근 몇 년 사이 기상병을 진료하는 의료 기관의 수가 늘었다.

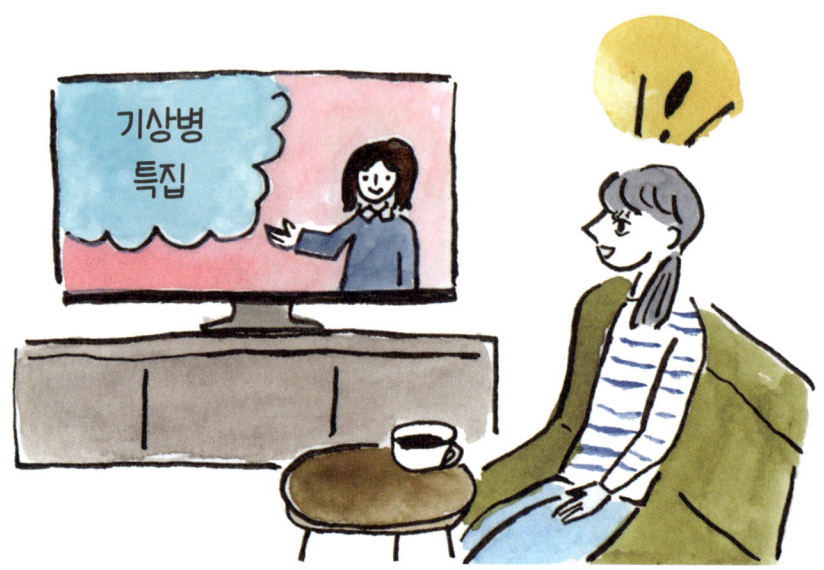

각종 매체에서 기상병을 접하는 일도 많아졌습니다.

<u>최근 컴퓨터와 스마트폰의 사용 시간이 늘어 목·어깨 결림을 호소하는 분들이 급증하고 있습니다.</u> 두통과 목·어깨 결림은 밀접한 관련이 있으므로 목·어깨 결림에 따른 두통이 증가하면서 기상병 환자가 늘어난다는 관계식이 성립합니다.

덧붙여 일본 전역에 기상병 외래 진료를 운영하는 의료 기관이 늘어나고 있는 현상은 그만큼 환자가 늘고 있다는 사실을 대변합니다.

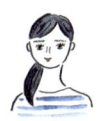
기상병을 아는 사람 역시 이전보다 많아졌다는 생각이 들어요

기상병이 널리 알려지면서 그제야 자신의 기상병을 인지한 사람도 많아졌으리라고 생각합니다. 코로나바이러스(COVID-19)의 영향으로 2020년 이후 의료 기관을 방문하는 환자의 수는 줄어드는 추세지만, 기상병 외래 진료를 받는 신규 환자의 비율은 오히려 늘고 있습니다. 저희 병원은 첫 진료를 온라인으로 받을 수 있도록 시스템을 정비한 영향도 물론 있겠으나, 신규 환자의 70~80% 이상이 기상병 외래 진료 환자입니다.

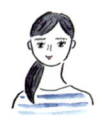
앞으로도 기상병 환자는 늘어날까요?

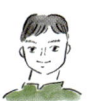
현대인들은 과중한 스트레스, 자율신경이 교란되기 쉬운 생활 습관, 빈번한 기상이변 등 기상병에 취약한 환경에 살고 있습니다. 따라서 앞으로도 기상병 환자는 증가하리라고 예상합니다.

04. 기상병이 가장 심해지는 시기는 장마철과 태풍이 불 때

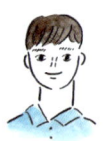
시후

> Q 저기압이라는 말을 들으면 장마철과 태풍이 떠올라요. 장마철과 태풍이 불 때만 잘 대비하면 될까요?

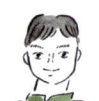
구원 선생님

기상병이 가장 심해지는 시기는 **장마가 시작되기 전인 5월 초부터 장마가 끝나는 7월까지, 그리고 태풍이 불어오는 9~10월**입니다. 특히 태풍이 불어오는 계절에는 기압 변동이 극심해서 1년 중 가장 고통스럽습니다.

5~7월 중에서 7월은 그나마 견딜 만하다고들 합니다. 장마가 오래 이어진 탓에 몸이 적응했을 수도 있고 아니면 기압의 미묘한 변화 때문일 수도 있습니다. 정확한 이유는 아직 알기 어려운 것이 현실입니다.

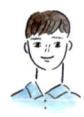

어쨌든 장마철과 태풍이 불 때는 주의해야겠군요.

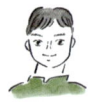

기상병이 만성질환이 되면 날씨가 약간만 바뀌어도 증상이 나타나므로 장마철과 태풍이 불 때만 대비해서는 안 됩니다. 반대로 평상시에 증상을 잘 관리해 둔다면, 시기에 관계없이 증상은 잘 나타나지 않습니다.

날씨 변화는 막을 수 없지만 몸 상태를 관리하는 일은 혼자서도 해낼 수 있습니다. 기압 변화가 몸 상태에 영향을 미친다면 기저 요인이 숨어있는 경우가 많으므로 평상시에도 몸 관리가 필요합니다.

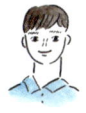

스스로 몸 상태를 관리할 때 기억해야 할 점이 있나요?

증상이 없어 몸 상태가 최상일 때가 0이고 기상병 증상이 나타나기 시작할 때가 100이라고 합시다. 기압의 영향을 잘 받지 않는 사람은 날씨에 큰 변화가 없다면 0, 날씨 변화가 있더라도 100 이하에 머물기 때문에 기상병 증상은 나타나지 않습니다.

그렇다면 기상병 환자는 어떨까요? 기압의 영향을 쉽게 받는 사람은 애초에 기저 요인이 존재하기 때문에 날씨 변화에 내성이 약합니다. 특히 목·어깨 결림 증상은 만성적이어서 스스로 인지하지

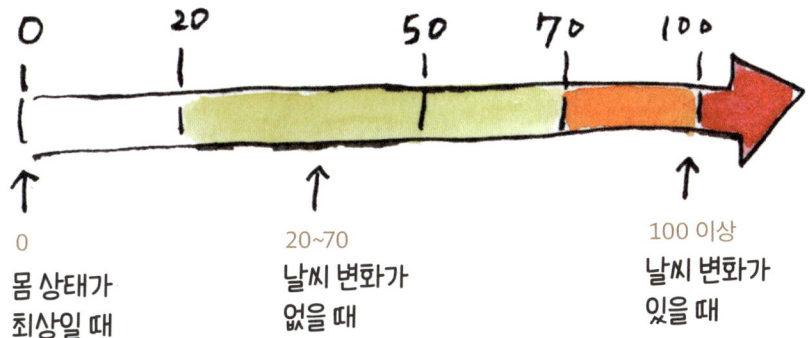

기저 요인이 있으면 날씨 변화의 영향을 받기 쉽습니다.

못하는 경우가 많습니다. 따라서 날씨가 바뀌고 부하가 걸리면 이내 100을 넘겨 기상병 증상이 나타납니다.

즉 기상병 환자는 <u>**원래부터 안고 있던 20~70의 증상을 줄여 약간의 기압 변동이 있더라도 100을 넘지 않도록 해야 합니다.**</u> 기저 요인을 잘 관리하면 날씨가 변덕을 부려도 몸 상태는 쉽게 나빠지지 않습니다.

05 기압 변화를 느끼는 부위는 어디일까?

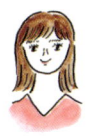
하루

> Q 내일도 기압이 뚝 떨어진다고 하네요.
> 그런데 기압 변화는 몸의 어느 부위에서 느끼나요?

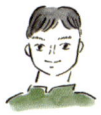
구원 선생님

대기압이 인간의 몸을 누르듯 인간의 몸 역시 안쪽에서 대기압과 같은 힘으로 밀어내면서 체내 외 압력 균형을 유지합니다. 이때 '대기압'이란 지구 표면을 감싸고 있는 공기의 압력을 뜻하는 말로, 크기는 $1m^2$의 면적을 약 10톤의 무게로 누르는 힘과 같습니다. 우리 몸은 대기압에 익숙해진 상태이므로 평소에는 아무렇지 않지만 기압이 낮아지면 압력 균형이 깨져 컨디션이 무너지기 쉽습니다.

날씨 변화는 온몸에 영향을 미치지만, 기압에 특히 민감하게 반응하는 부위는 귀입니다.

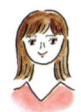
귀요?

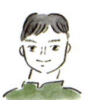
사람의 귀는 외이, 중이, 내이로 구성됩니다. 그중 **기압에 민감한 부위는 고막 안쪽에 있는 내이**입니다. 내이는 감각신경으로, 전정신경과 와우신경으로 나뉩니다. 고막을 사이에 두고 외부 압력에 짓눌리지 않도록 고막 안쪽에서도 똑같은 압력으로 밀어냅니다.

봉지 과자를 들고 비행기에 타면 고도 상승에 따라 봉지가 빵빵하게 부풀어 오르지요? 기압이 낮아지면 봉지 안쪽의 압력이 상대적으로 높아져 봉지가 팽창합니다. 이와 마찬가지로 기압이 낮아지면 고막 안쪽의 중이와 내이가 부풀어 오르는 것이지요.

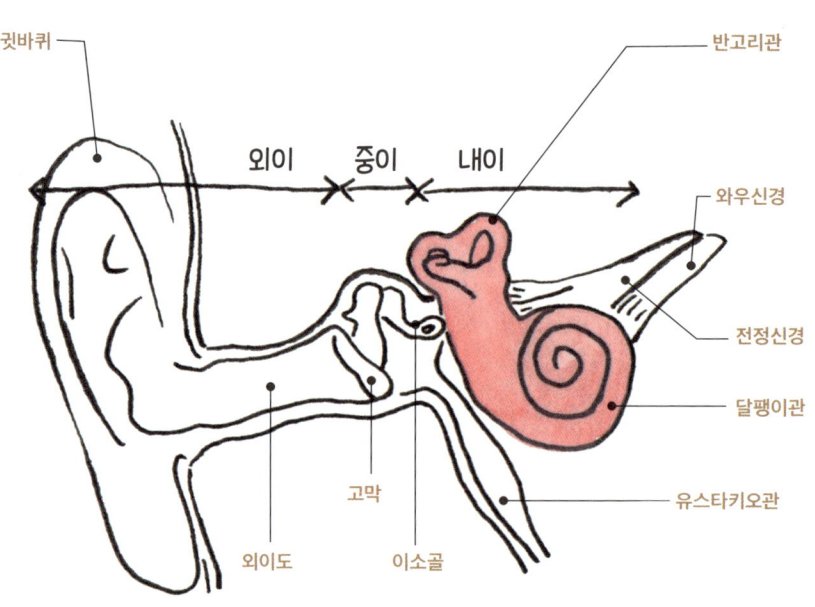

내이는 기압 변화에 가장 민감하게 반응합니다.

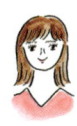
저도 비행기를 타면 귀가 아파요.

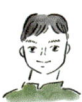
귀가 아프고 고막이 부풀거나 눌리는 느낌이 들지요.
비행기 이륙 전 대기압은 1기압(1,013hPa 전후)이지만 이륙 후에는 급격히 낮아집니다. 공기가 희박해지기 때문인데요. 약 10,000m 상공을 나는 비행기의 기내 압력은 0.8기압입니다. 비행 중에 느끼는 귀의 통증은 고막 안쪽이 팽창해서 생기는 것입니다. 반대로 비행기가 착륙하면 기압은 급격히 높아집니다. 이러한 기압 차 때문에 힘들어하는 사람이 많지요.

기상병 증상은 기압이 높아질 때보다 낮아질 때 주로 나타납니다.
비가 내리기 전에는 기압이 낮아집니다. 따라서 기상병 환자는 비가 내리기 전에 증상을 느낍니다. 기압의 영향은 사람마다 다르지만 대체로 통증이 반복되면서 민감도가 높아지는 경향이 있습니다. 가장 흔한 기상병 증상은 물론 두통이지만, 50% 이상의 환자들이 현기증을 호소합니다. 기압 변화가 두통과 현기증을 일으킨다고 보시면 됩니다.

06 계절병과 무엇이 다를까?

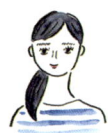
유미

Q '계절병'이라는 말도 자주 들어요.
기상병과 계절병은 어떻게 다른가요?

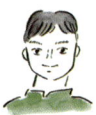
구원 선생님

기상병과 계절병은 비슷한 부분도 있지만 서로 다른 병입니다.
우선 **기상병은 기압 차, 기온 차, 습도의 영향으로 발생하는 증상**입니다. 계절과 상관없이 단시간에도 기상 상태가 변화하면 증상이 나타납니다. 증상은 고통스럽지만 생명을 위협하지는 않습니다.

한편 **계절병은 계절 변화에 따라 몸 상태가 변화하며 나타나는 증상**입니다. 기압 등의 요인이 아니라 계절 변화와 함께 주기적으로 증상이 악화되거나 발병 빈도가 증가합니다. 계절별 증상과 병에는 뚜렷한 특징이 있고 기상병과 달리 생명을 위협하기도 합니다.

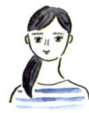

단순한 용어의 차이가 아니라 완전히 다른 개념이었군요.

인간의 몸은 항상성(호메오스타시스: 몸이 항상 일정한 상태를 유지하는 성질)을 통해 보호받고 있습니다. 예컨대 체온은 일 년 내내 대체로 일정합니다. 따뜻한 시기에는 체온을 높일 필요가 없으므로 기초대사량이 감소합니다. 하지만 날이 추워지면 체온을 높여야 하므로 기초대사량이 증가합니다. 계절에 따라 자동으로 조절되는 셈이지요. 계절은 저마다 특징이 있으니 항상성을 유지하기 힘들 때도 있습니다. 그래서 계절병이 발병하는 것이지요.

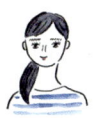

생명을 위협하는 계절병에는 어떤 것이 있나요?

계절병은 계절마다 특징이 분명합니다. 특히 여름의 온열질환, 겨울의 심근경색이나 뇌졸중 등은 생명을 위협하기도 하므로 주의해야 합니다.

- **봄**: 꽃가루 알레르기, 오월병 등. 큰 기온 차 때문에 컨디션이 나빠지기 쉽다.
- **여름**: 더위 먹었을 때 나타나는 증상, 온열질환 등
- **가을**: 기관지 천식, 만성 관절염 악화 등
- **겨울**: 감기나 독감 같은 전염병, 고혈압, 협심증이나 심근경색 같은 관상동맥 질환, 뇌졸중(뇌경색·뇌출혈) 등의 발현·악화, 히트 쇼크(낮은 기온 때문에 교감신경이 지나치게 긴장 상태에 놓여 기온 차로 돌연사가 발생하는 현상), 계절성우울증(계절성 감정 장애) 등

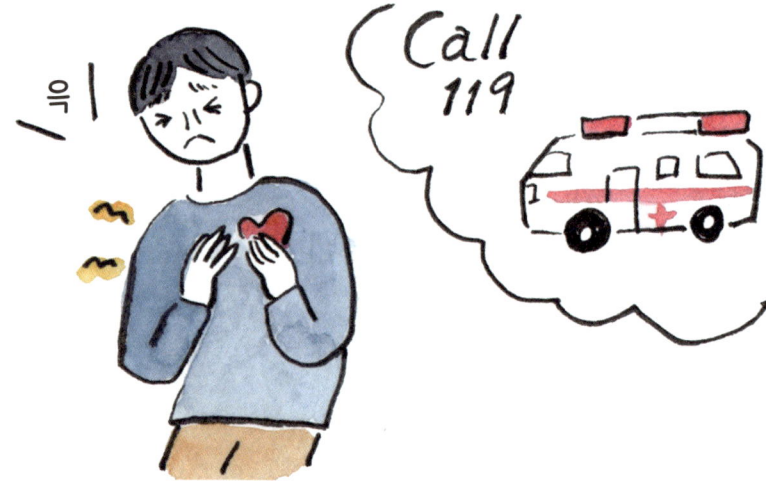

온열질환이나 심근경색 같은 계절병은 생명을 위협하기도 합니다.

> **Check** **날씨와 인체의 관계를 탐구하는 '생기상학'**
>
> 기상병이나 계절병을 연구하는 생기상학이라는 학문이 있습니다. 국제생기상학회(International Society of Biometeorology)의 정의에 따르면, '생기상학'이란 대기의 물리적·과학적 환경 조건이 인간·동물·식물에게 미치는 직·간접적인 영향을 연구하는 학문입니다. 다시 말해 날씨·기후와 생물의 관계를 연구하는 학문이라고 할 수 있지요. 생기상학은 역사가 깁니다. 고대 그리스의 의사 히포크라테스는 날씨와 건강의 관계를 논한 책을 남기기도 했습니다. 날씨가 인간의 몸에 미치는 영향을 연구하는 일은 아주 오래전부터 이어져 온 셈이지요.

07 비 내리기 전에
증상이 심해지는 이유는?

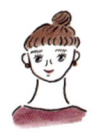
가희

> Q 제 친구는 비 내리기 전이 특히 힘들다고 해요. 비가 내릴 때가 아니라도 증상이 나타나나요?

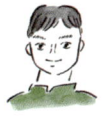
구원 선생님

기상병은 '비가 오면 몸 상태가 나빠지는 병'이라고 생각하는 분들이 많죠. 하지만 실제로는 비가 내리면 증상이 대부분 완화됩니다. <u>기압이 큰 폭으로 떨어지는 시점은 비 내리기 전입니다. 이 부분이 기상병을 이해하는 핵심 포인트입니다.</u> 병원에 진료 받으러 오는 환자들의 이야기를 들어보면, 대부분 기압이 떨어지고 있을 때(비 내리기 전)가 기압이 떨어지고 난 뒤(비가 내리고 있을 때)보다 힘들다고 합니다.

마찬가지로 태풍이 통과하기 전과 후에는 증상이 심해지지만 태풍의 눈(태풍의 중심)에 들어와있을 때는 증상이 사라진다는 환자가 많습니다. 멀리서 태풍이 발생하거나 접근하고 있을 때 몸에 이상을 느끼는 경우도 많지요.

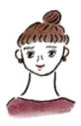

왜 그런 일이 일어나나요?

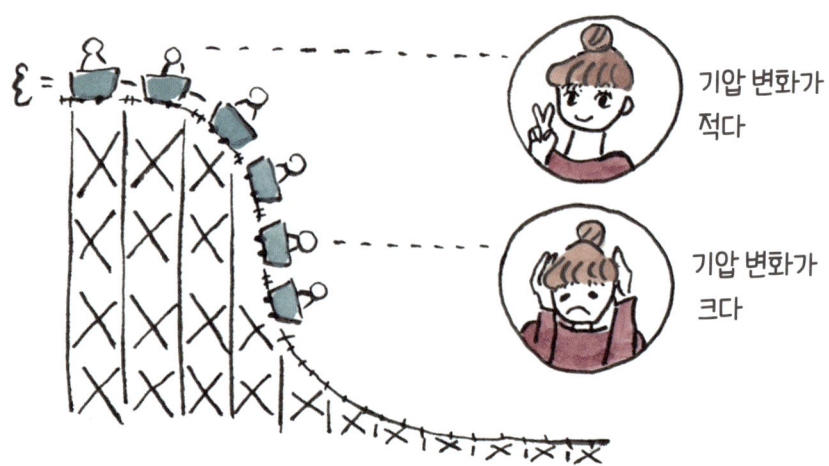

기압 변화(기압 차)는 롤러코스터에 비유할 수 있습니다.

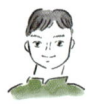 **기상병 환자는 '기압 변화(기압 차)가 있을 때' 고통스럽습니다.** 비가 내리더라도 기압에 그다지 큰 변화가 없다면 몸 상태 역시 안정적입니다.

기압 차에 따른 고통은 롤러코스터에 비유할 수 있습니다. 롤러코스터가 가장 높은 곳에 도달한 뒤 낙하할 때를 상상해보시기 바랍니다. 높은 곳에 있을 때와 아래로 내려온 뒤에는 아무렇지 않지만, 낙하하는 도중에는 높이 차가 클수록 몸에 미치는 영향이 크지요.

기압 차 역시 기압이 떨어지거나 올라가는 도중이 힘든 법입니다. 때로는 비가 오지 않아도 기압이 떨어지기도 하므로 기압 차를 느끼지 못하는 사람이 기상병의 고통을 이해하기란 좀처럼 쉬운 일이 아닙니다.

최근에는 기압 변화를 알려주는 웹사이트나 스마트폰 앱도 잘 되어있으니 필요하다면 활용해보는 것도 좋겠네요(→106페이지).

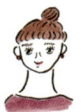
롤러코스터라고 생각하니 이해하기 쉽네요. 이제 기압 차에 대해 좀 알 것 같아요.

고층으로 이사했을 때도 기상병 증상이 나타날 수 있습니다. 사무실이나 집을 고층으로 이사했는데 엘리베이터를 타고 오르내리는 동안 증상이 나타나 고통스럽다는 분도 많습니다. 이 경우 시간이 지나면 증상은 개선됩니다. 그러나 매일 반복해서 기압 차를 경험하다 보면 증상이 더 쉽게 나타날 수 있습니다.

08 기온 차와도 관련이 있다?

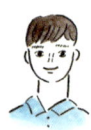

시후

 기온의 변화도 기상병에 영향을 미치나요?

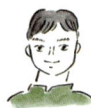

구원 선생님

물론 기온 변화도 기상병에 영향을 미칩니다. 여기서 인간의 몸과 온도의 관계를 알아봅시다.

항온동물인 인간은 체온을 대략 36~37℃로 유지해야 합니다. 날씨가 더워지면 체온이 올라가기 마련인데 너무 높은 체온은 몸에 좋지 않습니다. 고온 상태가 이어지면 세포 손상이 증가하고 42℃ 이상이 되면 세포는 견디지 못합니다. 이러한 현상을 방지하기 위해 우리 몸은 말초 혈관을 확장하고 피부를 통해 열교환을 합니다. 그래도 체온이 조절되지 않을 때는 땀을 흘려 기화열로 체온을 낮춥니다. 이 현상은 운동을 했을 때도 일어납니다. 땀을 흘리는 데는 교감신경이 관여하므로 자율신경에 부하가 걸립니다.

한편 날씨가 추워지면 체온이 떨어집니다. 체온이 너무 떨어져도 생명을 유지하기가 어려우므로 몸에는 좋지 않습니다. 따라서 우리 몸은 말초 혈관을 수축시켜 주요 장기가 모여있는 몸통을 따뜻하게 유지합니다.

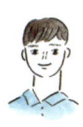
인간의 몸에는 무척 훌륭한 온도 조절 시스템이 갖추어져 있군요.

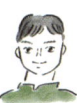
정도의 차이는 있겠지만 기온 차는 언제든 발생할 수 있습니다. 일반적으로 **기온 차가 7℃ 이상이 되면 체온 조절에 사용하는 에너지양이 많아져 몸에 이상이 생기기 쉽습니다.** 이는 기온 차에 따른 피로가 누적되어 나타나는 현상이므로 '**기온 차 피로**'라고 부릅니다.

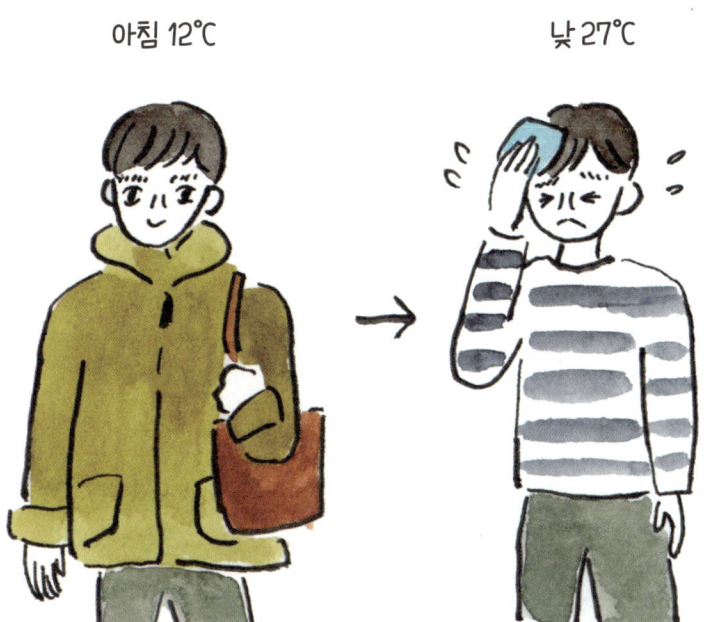

기온 차가 커지는 시기가 되면 몸의 이상이 나타나기 쉽습니다.

기온 차에는 다음과 같은 세 가지 패턴이 있습니다.

- 하루 중 나타나는 최저·최고 기온 차
- 어제와 오늘의 기온 차, 한 주 중 나타나는 기온 차
- (냉난방기 사용에 따른) 실내외 기온 차

기온 차가 커지는 시기는 날씨가 따뜻해지는 3~4월, 날씨가 추워지는 10~12월, 장마철 시작~9월 무렵입니다. 기온 차에 따른 증상으로는 **냉증이 가장 많고, 전신 권태감, 목·어깨 결림, 긴장성 두통** 등도 나타나기 쉽습니다.

아울러 **갑자기 날씨가 따뜻해지면 안면 홍조, 혈관 운동 증상, 편두통** 등도 자주 발생합니다.

09 겨울철의 낮은 습도도 기상병의 원인이다?

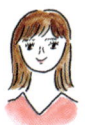
하루

> Q 날씨가 추워지면 건조해서 숨 쉬기가 힘들어요. 이것도 기상병 때문일까요?

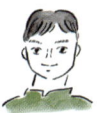
구원 선생님

습도가 낮은 시기에 기상병 환자들은 "호흡하기가 힘들고 답답하다", "목소리가 잘 나오지 않는다", "목이 죄이는 느낌이 든다", "콧속이 따갑다", "눈이 따갑고 불편하다" 등의 증상을 호소합니다.

낮은 습도는 물론 높은 습도 역시 기상병과 관련이 있습니다. **기상병에 미치는 영향이 큰 요인을 순서대로 나열해보면, 기압 차>기온 차>습도의 순입니다.** 저희 병원 환자의 비율을 살펴보면 기압 차 10 : 기온 차 1 : 습도 0.5 정도로, 세 가지 요인이 복합적으로 작용하는 경우가 많습니다.

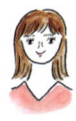

습도도 여러 증상에 영향을 미치는군요?

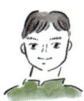

'습도'란 공기 중에 포함된 수증기량의 비율을 뜻합니다. 습도와 온도(기온 차도 포함)는 서로 밀접한 관련이 있습니다. 온도가 높아지면 습도도 높아지고(여름), 온도가 낮아지면 습도도 낮아지는(겨울) 경향이 있지요. 일본의 여름은 기온도 높고 습도도 높아 온열질환이 발생하기 쉽고 불쾌지수도 높습니다.

한편 지나치게 습도가 낮아도 몸에 이상이 나타납니다. **습도는 체감온도(체온)에도 영향을 미칩니다. 습도가 높으면 따뜻하다고 느끼고, 습도가 낮으면 시원하다고 느낍니다.**

냉난방을 예로 들어 설명해보죠. 우리는 일 년 중 많은 날을 냉방이나 난방을 한 채 생활합니다.

- **냉방 시:** 실내 온도를 28℃로 설정했을 때 습도가 80%이면 꿉꿉하고 덥다고 느끼고 50%이면 쾌적하고 시원하다고 느낀다.
- **난방 시:** 실내 온도를 20℃로 설정했을 때 습도가 20%이면 춥다고 느끼고 50%이면 따뜻하다고 느낀다.

우리 몸은 기온 차가 클 때, 날씨가 너무 덥거나 추울 때 이상이 생깁니다. 마찬가지로 습도 역시 적절한 범위를 넘어서면 **체온을 조절하는 자율신경에 부하가 걸려 이상이 발생합니다.** 특히 습도가 높은 여름철에는 땀이 쉽게 증발하지 않아 몸에 열이 축적되기 쉽습니다.

그 밖에도 겨울철에는 건조한 날씨 때문에 눈, 피부, 점막에 염증이 생기거나 세균·바이러스에 감염되기 쉽습니다. 눈물샘에서 내보내는 눈물이 건조함이나 이물질로부터 눈을 보호하고 있으므로, 지나치게 건조하면 눈에 염증이 생기기 쉽습니다. 입안, 콧속, 기도 등도 건조함에 취약해 적당한 습도가 필요합니다.

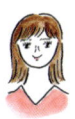
증상을 완화하려면 어떻게 해야 할까요?

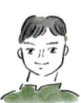
습도를 조절(여름에는 제습, 겨울에는 가습)하면 비교적 손쉽게 증상이 완화되는 환경을 만들 수 있습니다.
장마철이나 여름철처럼 고온 다습한 시기에는 제습을 통해 체감 온도를 낮추고 땀이 쉽게 증발하도록 해야 합니다. 흡습성이 있는 옷을 입으면 더 쾌적하게 생활할 수 있겠지요.
건조한 날씨에는 수분을 자주 섭취하고 입을 물로 헹구는 습관이 도움이 됩니다. 가습기, 피부 보습제, 안구건조증용 안약을 사용하는 것도 좋습니다.

10. 어린이에게도 기상병 증상이 나타난다?

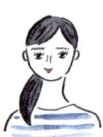
유미

Q 우리 아이는 아침이 되어도 잘 일어나지 못하고 오전에는 영 기운이 없어요.
혹시 어린이에게도 기상병 증상이 나타나나요?

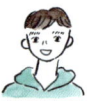
민율

Q 선생님, 저, 아침에 일어나기가 너무 힘들고 머리도 아파요.

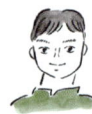
구원 선생님

어린이에게도 기상병 증상이 나타날 수 있습니다. 민감한 어린이는 쉽게 기압의 영향을 받습니다. 10~12세 정도의 초등학교 고학년 친구들이 많지요. 드물기는 하지만 기상병 증상으로 진료를 받으러 오는 미취학 아동도 있습니다. 다만 스스로 증상을 설명하는 데 어려움이 있다 보니 병명의 진단은 보류하고 있습니다.

기상병 증상을 호소하는 어린이는 부모님이 기상병이나 만성적인 두통을 앓고 있는 경우가 많습니다. 두통이 유전된다는 사실은 과학적으로도 증명된 바 있습니다. 저희 병원 환자들에게 가족의 기상병 병력을 물었더니 유전적인 요인이 50% 이상인 것이 확인되었습니다.

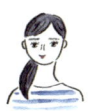 세상에! 사실 저도 만성 두통을 앓고 있거든요. 틀림없이 게으름을 피우고 있거나 학교에 가기 싫어서 하는 말이라고만 생각했는데…….

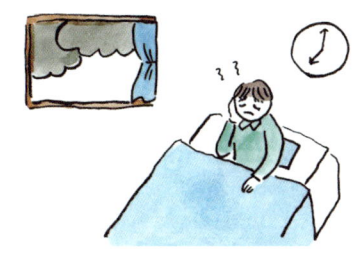
어린이 기상병 환자가 증가하는 추세입니다.

 거짓말이 아니라고요!

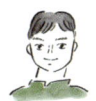 초등학생부터 고등학생까지 증상이 나타나는 시기와 패턴은 크게 세 가지로 구분할 수 있습니다.

- **초등학교 고학년 미만**: 다른 의료 기관에서 종종 소아 편두통이라는 진단을 받는다.
- **초등학교 고학년**: 본격적으로 공부를 시작하는 시기, 여자아이라면 생리가 시작되는 시기, 키가 급격하게 자라는 시기
- **중학생~대략 고등학교 1학년**: 스마트폰이나 컴퓨터의 사용 시간이 늘어나는 시기, 키가 급격하게 자라는 시기

가장 흔한 증상은 성인과 마찬가지로 두통입니다. 그 밖에도 아침에 일어나지 못하거나 저혈압이 나타나는 경우가 많습니다.
최근에는 소아청소년과 등에서 기립조절장애로 진단을 받고 치료하고 있지만 증상이 나아지지 않아 기상병 외래 진료를 받는다

는 어린이가 늘고 있습니다. '기립조절장애'란 갑자기 일어섰을 때 혈압이 떨어지거나 맥박이 흐트러지는 질환으로, 사춘기 때 많이 나타납니다. 기압이 낮으면 증상이 심해져 환자를 힘들게 하죠.

저혈압 증상에 시달리는 환자들은 기압이 떨어지면 혈압도 떨어진다고 말합니다. 우리 몸의 컨디션은 마이너스 요소(저혈압)에 마이너스 요소(기상병)가 더해지면 더 많이 악화되고 증상도 심해지므로 주의가 필요합니다.

아침에 일어나지 못하는 증상이나 저혈압 증상을 동반한 기상병은 일정 기간 치료를 해도 나아지지 않는 경우도 많지만, 치료가 효과를 보이기 시작하면 개선 속도는 무척 빠릅니다.

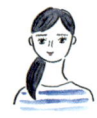

유전 말고 다른 원인도 있을 수 있나요?

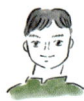

어린이의 기상병 증상은 공부 습관, 스마트폰 사용 시간, 수면 장애, 운동 부족 등과 깊은 관련이 있습니다. 분명한 것은 기상병 증상을 호소하는 어린이들이 늘고 있다는 사실입니다.

참고: 「월경에 관여하는 편두통의 유전자 다형 해석」, 『심신의학』 58권 2호, 183~189쪽, 일반사단법인 일본심신의학회, 2018

COLUMN

보름달과 기상병

달이 차고 이지러지는 현상이 우리 몸의 컨디션과 관련 있다는 이야기를 들어본 적 있으신가요? 우리 몸은 지구 둘레를 공전하는 달의 영향을 받습니다. 바닷물이 밀물, 썰물로 들고 나는 조석(潮汐) 현상처럼, 지구에 영향을 미치는 달이나 태양(주로 달)의 인력을 기조력(起潮力, 조석력)이라고 합니다.

기조력의 작용을 간단하게 설명해보겠습니다. 태양 → 지구 → 달이 일직선상에 놓이면 보름달이 뜨는데, 이때는 태양과 달의 인력이 모두 지구에 작용하기 때문에 기조력이 최대가 됩니다. 최대의 기조력에 힘입어 보름달이 뜰 때는 한사리(밀물과 썰물의 수위 차가 가장 높을 때)가 나타납니다. 태양 → 달 → 지구 순으로 배치되는 초승달 때 역시 한사리가 나타납니다. 이처럼 보름달 때든 초승달 때든 지구, 달, 태양이 일직선상에 놓이면 기조력이 커집니다. 그리고 조석의 균형이 크게 흔들리는 한사리 때는 우리 몸이 느끼는 부담도 큽니다. 참고로 반달이 뜰 때는 달과 태양의 기조력이 서로 다른 방향으로 작용하기 때문에 밀물과 썰물의 수위 차가 낮은 작은사리가 나타납니다.

지금까지 살펴본 내용을 토대로 추측해보면, 저기압과 보름달 뜨는 시기가 겹치면 우리 몸에 미치는 기압의 영향은 더 커질 수 있습니다. 저기압의 영향을 증폭시키는 플러스 요인이 있기 때문입니다. 그래서 보름달(혹은 초승달)을 싫어하는 기상병 환자도 있습니다. 만약 환자들이 보름달로 나타나는 몸의 이상에 대처하는 방법을 물어보면, 저는 "보름달 뜨는 날은 정해져 있으니 일정을 잡을 때는 보름달을 염두에 두세요"라고 조언합니다. 저기압과 달리 보름달은 갑자기 일어나는 현상이 아니기 때문이지요.

저기압+보름달+생리 주기가 겹치면 몸 상태는 더욱 나빠집니다. 천문학과 기상학을 융합하면 월주기와 기상병의 관계를 설명할 수 있을지도 모릅니다. 하지만 문제가 있습니다. 기상병을 앓고 있는 환자에게 "증상이 달의 영향을 받나요?"라고 물어보면 "안 그래도 괴로운데 달 같은 건 생각할 겨를이 없어요"라거나 "신경 써 본 적이 없어요" 하고 대답하는 경우가 대부분입니다. 실제 인과관계에 대해서는 앞으로 더 연구할 필요가 있어 보입니다.

PART

3

자율신경과 기상병

01 자율신경이란?

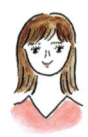
하루

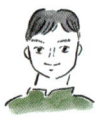
구원 선생님

Q 최근 들어 '자율신경'이라는 말을 자주 들어요. 자율신경은 무엇인가요?

'자율신경'이란 본인의 의지와는 무관하게 생명을 유지하기 위해 저절로 작용하는 신경을 뜻합니다. 호흡, 순환(혈압 및 심장박동), 소화, 배설 등의 기능이 잘 작동하도록 24시간 내내 우리 몸을 조절하는 역할을 하며, 생명 활동을 유지하는 데 필수적입니다.

신경은 크게 **중추신경과 말초신경**으로 나뉩니다. 그리고 **말초신경은 다시 체성신경과 자율신경으로 나뉘는데, 체성신경은 운동신경과 감각신경, 자율신경은 교감신경과 부교감신경**으로 구성됩니다. 인체의 사령탑은 뇌와 척수로 구성된 중추신경입니다. 그리고 중추신경의 지령을 온몸 구석구석 전달하는 기관이 바로 말초신경입니다. 말초신경은 팔다리의 말단은 물론 피부에 이르기까지 온몸에 분포되어 있지요.

중추신경과 말초신경의 관계는 일방적이지 않습니다. 말초신경은 중추신경에서 내린 지령을 온몸으로 전달하고, 중추신경은 말초신경이 몸 이곳저곳에서 받아온 정보를 반영합니다.

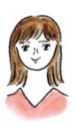
체성신경이라는 말은 처음 들었어요. 우리 몸에서 어떤 역할을 하나요?

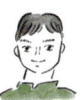
체성신경은 본인의 의지로 몸을 제어하거나 몸의 움직임을 느끼는 신경입니다. 운동신경은 스스로 움직이고자 하는 부위에 운동을 일으킵니다. 감각신경은 통증, 온도, 촉감 등의 지각 정보를 중추신경에 전달합니다.

한편 자율신경의 두 요소, <u>**교감신경과 부교감신경은 서로 균형을 이루며 작용하는데 대체로 교감신경은 활동할 때, 부교감신경은 쉴 때 활성화됩니다.**</u> 자율신경은 케이블처럼 연결된 신경 다발인 척수를 경유합니다. <u>**척추는 척수를 보호하는 뼈로, 자율신경에서 무척 중요한 존재입니다.**</u>

이름 그대로, 자율신경은 자율적으로 기능하는 신경인 탓에 본인의 의지로는 제어하기 힘듭니다. 자율신경이 24시간, 365일 쉬지 않고 일해준 덕분에 우리의 몸은 다양한 환경에 스스로 대처하며 생명 활동을 이어가고 있습니다.

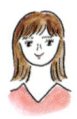
자율신경을 좀 더 자세히 설명해주실 수 있나요?

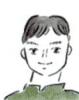
자율신경의 작용을 조금 더 이해하기 쉽게 설명해보겠습니다. 있는 힘껏 달리고 나면 심장박동이 빨라지고 혈압도 올라가며 땀도 나지요. 이것은 교감신경의 작용입니다. 한바탕 달리기가 끝나고 시간이 지나면 심장박동은 안정을 되찾고 혈압도 낮아집니다. 땀도 더는 흐르지 않죠. 이것은 부교감신경의 작용입니다. 이처럼 자율신경은 온몸의 기능에 끊임없이 작용합니다. 나를 위해 이렇게까지 열심히 일해주다니 무척 고마운 일이지요!

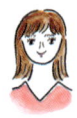

그렇군요! 그럼 자율신경과 기상병은 어떤 관계가 있나요?

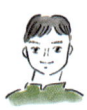

기온이 높아지면 땀을 흘려 체온을 떨어뜨려야 합니다. 그리고 기압이 내려가면 몸과 대기압의 균형을 유지하기 위해 자율신경이 작용해야 합니다. 자율신경이 제대로 기능하지 않으면 날씨 변화에 대처하지 못하고 몸에 이상이 발생하기 쉽습니다. 이처럼 **자율신경은 날씨 변화에 따라 작용하므로 기상병과 떼려야 뗄 수 없는 관계가 있습니다.** 그러므로 기상병을 이해하려면 자율신경을 이해해야 합니다.

02 교감신경, 부교감신경이란?

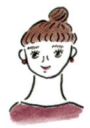
가희

Q 교감신경, 부교감신경은 들어본 적이 있어요. 어떻게 작용하는 신경인가요?

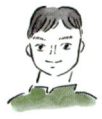
구원 선생님

'교감신경'은 액티브 모드, '부교감신경'은 릴랙스 모드라고 표현하면 딱 맞겠네요.

교감신경은 온종일 작용하지만 특히 낮에 활성화됩니다. 몸과 마음이 흥분 상태일 때 노르아드레날린이라는 신경전달물질을 분비하지요. 낮, 흥분했을 때, 놀랐을 때, 스트레스 받았을 때, 긴장했을 때, 불안할 때, 위험을 감지했을 때 교감신경은 부교감신경보다 우세해집니다. 이 반응은 '투쟁과 도피(Fight or Flight)'로 표현합니다. 즉, 전투 모드라고 생각하면 되겠네요.

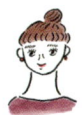

교감신경은 적극적인 전투를 떠올리게 하는군요.

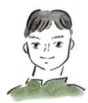

부교감신경도 교감신경과 마찬가지로 온종일 작용하지만 특히 저녁 이후에 활성화됩니다. 몸과 마음이 안정된 상태일 때 아세틸콜린이라는 신경전달물질을 분비하지요. 잠잘 때, 안정을 취할 때, 밥 먹고 쉴 때, 편안함을 느낄 때 부교감신경이 우세해집

니다. '휴식과 소화(Rest and Digest)'로 표현되는데 안정 모드라고 이해하면 쉽지요.

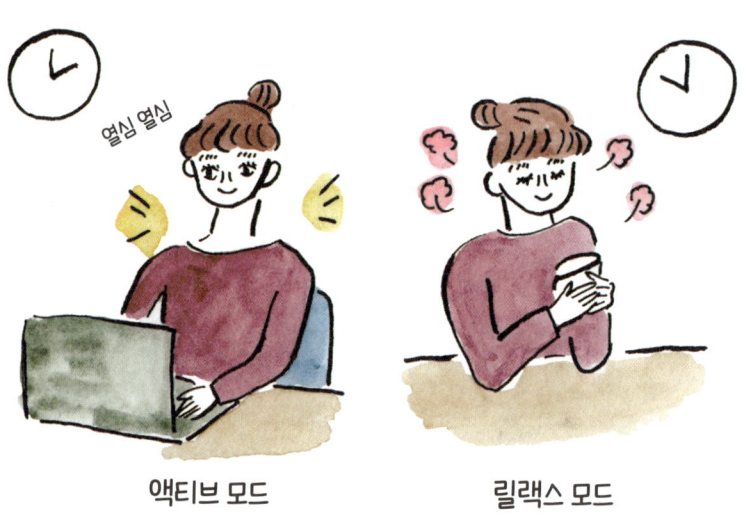

액티브 모드   릴랙스 모드

자율신경은 교감신경과 부교감신경이 서로 균형을 이루며 작용합니다.

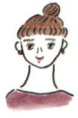
아하, 부교감신경은 안정 모드군요!

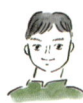
자율신경을 종종 자동차에 빗대 설명하곤 합니다. 교감신경과 부교감신경은 신체 각 기관에 + 혹은 -로 작용합니다(표 참조). 액셀(+)과 브레이크(-)를 능숙하게 다루며 몸을 운전하는 모습

을 떠올려보세요. 낡은 자동차라도 제대로 관리하기만 하면 잘 작동하지요? 사람의 몸도 마찬가지입니다.

교감신경·부교감신경의 작용

기관명	교감신경(+)	부교감신경(-)
뇌혈관	수축	팽창
눈	동공 확대, 눈물 분비 억제	동공 수축, 눈물 분비 촉진
침	점도가 높아짐	점도가 낮아짐
폐·기관	기관지 팽창	기관지 수축
심혈관계	심박수 증가, 혈압이 높아짐	심박수 감소, 혈압이 낮아짐
상부 소화기관	소화 억제	소화 촉진
직장·방광	근육 이완으로 배변·배뇨 억제	근육 수축으로 배변·배뇨 촉진

03 자율신경의 '교란'이란?

시후

Q '자율신경에 교란이 발생한다'라는 말을 종종 들어요. 이때 '교란'이란 어떤 상태를 의미하나요?

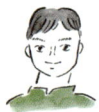

구원 선생님

심신의 부담이 한계를 넘어서면 자율신경이 지나치게 작동하여 과열됩니다. 그러면 교감신경과 부교감신경 중 어느 한쪽만 극단적으로 우세해지지요. <u>자율신경의 포인트라고 할 수 있는 스위치 전환이 적절하게 이루어지지 않으면 교감신경과 부교감신경의 균형이 무너집니다. 이러한 상태를 두고 '자율신경이 교란되었다'라고 합니다.</u>

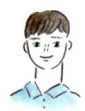

아하, 자율신경이 교란되면 몸에 이런저런 이상 증상이 나타나는군요.

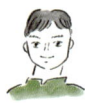

몸에 여러 이상 증상이 나타날 때 저는 '자율신경이 교란되었다'라고 설명합니다. 반대로 두통 같은 증상이 단독으로 나타날 때는 쉽게 '자율신경의 교란'이라고 단정 짓지 않습니다.
기억해야 할 포인트는 '원인이 불분명한 이상 증상'이 나타난다는 사실입니다. 자율신경이 교란되었다고 판단하려면 검사를 했

을 때 증상의 원인이 분명치 않아야 합니다. 이를테면 가슴 두근거림이나 부정맥의 원인이 심장으로 밝혀졌거나 전신 권태감의 원인이 갑상샘 기능 장애나 빈혈 등일 때는 '자율신경 교란'에 해당하지 않는 셈이지요.

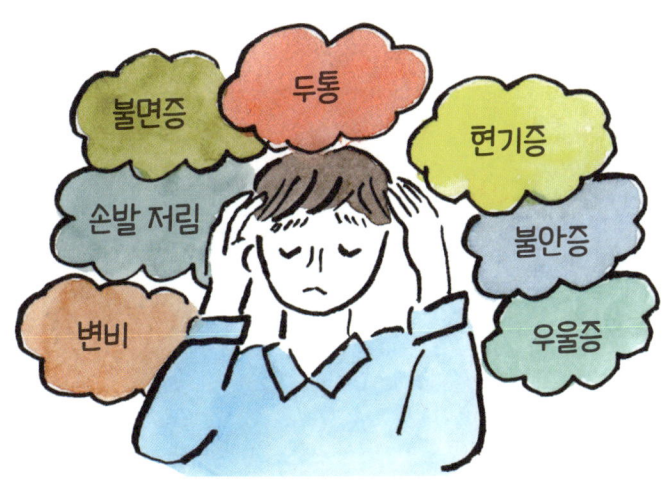

자율신경이 교란되면 다양한 증상이 나타납니다.

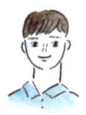

자율신경이 교란되면 어떤 증상이 나타나나요?

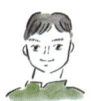

<u>가슴 두근거림, 부정맥, 호흡 곤란, 전신 권태감, 구역질, 위통 등 상부 소화기관의 이상 증상, 설사·변비 등 하부 소화기관의 이상 증상, 두통, 목·어깨 결림, 현기증, 손발 저림, 고혈압·저혈압, 빈맥, 불면증, 억울증, 불안증</u> 등을 예로 들 수 있어요. 보시

다시피 자율신경이 교란되었을 때 나타나는 증상은 다양합니다. 따라서 부정형 신체 증후군(→ 15페이지)이 있으면 '자율신경이 교란된' 상태의 조건에 들어맞습니다. 일반적으로 부정형 신체 증후군이 조금이라도 있으면 환자든 진료를 보는 사람이든 '자율신경이 교란된 탓'이라고 생각하기 쉽습니다. 하지만 항상 그렇지는 않습니다. 그러므로 <u>자율신경 문제라고 속단하지 말고 먼저 다른 명확한 원인이 있는지 찾아야 합니다.</u> 그것이 바로 회복으로 가는 지름길입니다.

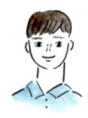

원인을 알 수 없는 이상 증상이 언제나 자율신경의 교란 탓은 아니라는 말씀이군요.

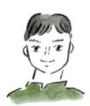

조금 더 깊이 들어가보겠습니다. 자율신경의 교란으로 오인하기 쉬운 질환 및 증후군에는 갱년기장애, 과호흡증후군, 기립조절장애, 기립성빈맥증후군, 기능성소화불량, 과민대장증후군 등이 있습니다. 특히 갱년기장애는 자율신경이 교란되었을 때 나타나는 증상과 거의 유사합니다. 갱년기장애를 진단하려면 부인과에서 전문적인 검사를 받아야 합니다. 따라서 환자에게 먼저 부인과 검사를 통해 이상이 없는지 확인하도록 권합니다.

04 만약 자율신경이 없다면?

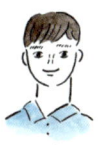
시후

Q 만약 자율신경이 없다면 인간의 몸은 어떻게 될까요?

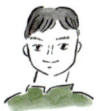
구원 선생님

자율신경은 본인의 의지와 관계없이 자동으로 몸을 제어합니다. 그리고 24시간, 365일 내내 쉼 없이 작동하지요. 그러므로 자율신경이 없다면 살아갈 수 없을 것입니다. 자율신경이 없을 때 일어나는 일들을 정리해보았습니다.

- 빛의 양에 따라 동공이 조절되지 않는다.
- 침을 분비할 수 없다.
- 운동량에 따라 심박수가 올라가거나 내려가지 않는다.
- 기관지가 팽창하거나 수축하지 않는다.
- 소화를 촉진하거나 억제하지 못한다.
- 배뇨·배변을 제어하지 못한다.

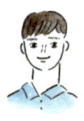

세상에, 어마어마한 일이 일어나는군요…….

그 밖에도 많은 부분을 제어하지 못해 몸의 항상성을 유지하기가 힘들어집니다. **인간이 살아있는 한 자율신경은 꼭 필요한 시스템**이지요.

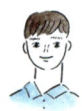
그렇군요. 자율신경이 얼마나 중요한지 확실하게 이해했습니다.

사실 기상병과 자율신경은 무척 밀접한 관련이 있습니다. **기상병의 증상이 다양한 것은 자율신경이 미치는 영향이 크기** 때문입니다. 자율신경이 교란되면 온몸에 다양한 증상이 나타납니다. '기상병이 자율신경 교란에' 또는 '자율신경 교란이 기상병에' 서로 영향을 주고받습니다.

기상병이나 자율신경 기능이상 환자는 사람마다 증상이 달라 시행착오를 겪어가며 치료하는 일이 많습니다. 그런데 어느 한쪽에 치료 효과가 나타나면 다른 한쪽에도 효과가 나타나는 경향

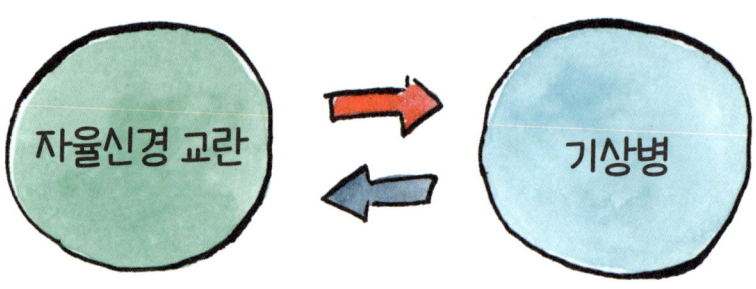

자율신경 교란과 기상병은 서로 연관되어 있습니다.

이 있습니다. 기상병에 효과적인 치료법과 자율신경 기능이상에 효과적인 치료법은 공통점이 많아 두 증상이 서로 깊이 연관되어 있다는 사실을 알 수 있지요.

> **Check 자율신경 슈퍼맨?!**
>
> '자율신경 슈퍼맨'이라고 불리는 사람들이 있습니다. 이 유형에 속하는 사람들은 교감신경과 부교감신경의 스위치 전환이 능숙하고 군더더기가 없습니다. 일 처리도 깔끔한데 개인적인 시간도 충실하게 보내고 수면 시간이 그다지 길지 않아도 활기찬 사람들을 보면 부러운 마음이 들지요.
> 이러한 유형을 결정하는 것이 선천적인 요인인지, 후천적인 요인인지, 아니면 다른 요인이 관여하는지는 명확하게 밝혀진 바가 없습니다. 만약 이 수수께끼가 풀리면 자율신경 교란과 기상병의 치료에 더 효과적인 해결책도 찾을 수 있겠지요.

05 혹시 나도 자율신경 기능이상?

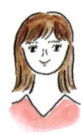
하루

Q 인터넷을 찾아보니 제 증상이 자율신경 기능이상과 비슷해요. 혹시 저, 자율신경 기능이상일까요?

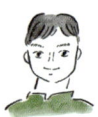
구원 선생님

스스로 '나 자율신경 기능이상인가?' 하는 생각에 사로잡히면 자율신경 기능이상이 현실화될 확률이 높습니다. 인간의 생명 활동 중 자율신경과 무관한 부분은 없지요. 따라서 이상 증상 대부분은 자율신경과 연관 지을 수 있습니다. 하지만 <u>이상 증상이 있다고 해서 바로 자율신경 기능이상이라고 단정 짓지 않는 편이 좋습니다.</u>

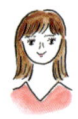

의료 기관에서는 자율신경 기능이상을 어떻게 진단하나요?

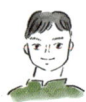

우선 각 증상의 원인을 밝히기 위해 검사를 실시합니다. 그리고 끝내 증상의 원인을 찾지 못했을 때 비로소 자율신경 기능이상이라고 진단합니다.

증상별 전문 진료과와 검사 항목은 다음과 같습니다.

• **두통**: 신경외과, 신경과 / 엑스레이 검사, MRI, 진찰 등

- **현기증:** 이비인후과 / 현기증 검사, 청력 검사, 진찰 등
- **목·어깨 결림:** 정형외과 / 엑스레이 검사, MRI, 진찰 등
- **가슴 두근거림, 부정맥:** 순환기내과 / 심전도 검사, 엑스레이 검사, 심장 초음파 검사, 24시간 심전도 검사, 진찰 등
- **전신 권태감:** 내과 / 빈혈 검사, 갑상선 검사, 채혈, 진찰 등

이상 증상이 있다면 검사를 받도록 환자에게 권합니다. 자율신경때문이 아니라 다른 병이 원인일 수 있기 때문입니다. "불안하니 한 번 더 검사해주세요" 하고 MRI 검사만 서너 차례 희망하는 환자도 있습니다. 검사 결과가 확실하게 '이상 없음'이라면 **특별한 이유가 없는 한 재검사를 실시하지 않습니다.** 검사를 많이 하면 할수록 환자의 심신 건강 측면에서나 경제적인 측면에서나 부담이 되기 때문이지요.

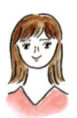

하지만 원인을 모르면 더 불안할 것 같아요…….

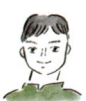

유감스러운 일입니다만, 이런저런 이상 증상이 나타나면 뭐라도 이유를 갖다 붙여서 '자율신경 교란이 원인'이라고 설명해버리면 그만입니다. 그리고 '자율신경 기능이상은 검사해도 원인이 나오지 않으므로 정신적인 문제와 연관성이 크다'라고 설명하기도 쉽습니다. 하지만 '자율신경 탓이다' 혹은 '정신적인 문제다'라고 제멋대로 단정 짓는 것과 제대로 된 진단을 거쳐 자율신경

기능이상을 치료하는 것은 완전히 다른 이야기입니다.

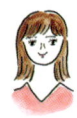

자율신경 기능이상은 어떻게 치료하나요?

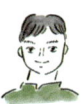

자율신경 기능이상의 치료법은 약물 치료, 환자가 마음의 안정을 되찾고 적은 스트레스에 규칙적인 생활을 할 수 있도록 돕는 방법 등이 있습니다. 저희 병원의 자율신경 기능이상 전문 외래 진료에서도 <u>약물 치료와 함께 환자가 자신에게 꼭 맞는 생활 습관(적당한 운동, 식사, 수면, 스트레스 관리)을 되찾을 수 있도록 돕습니다.</u> 아울러 이를 실천하는 데 꼭 필요한 몸 관리(골격의 불균형을 바로잡고 자세를 고치는 일)에 중점을 두고 자율신경 기능이상을 개선해나갑니다. 물론 스마트폰과 컴퓨터의 장시간 사용은 자세, 수면, 뇌에 영향을 주기 때문에 치료에 도움이 되지 않습니다. 스마트폰과 컴퓨터에 의존하는 상태로는 증상을 거의 개선할 수 없다고 보아도 무방합니다.

06 쉬어도 피로가 가시지 않는 이유는?

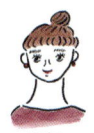
가희

Q 휴식을 취해도 피로가 가시지 않아요.
어떻게 해야 할까요?

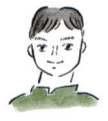
구원 선생님

"아무리 쉬어도 피로가 풀리지 않아요" 저희 병원을 찾는 분들에게서도 무척 자주 듣는 말입니다.

수면만으로도 피로가 가신다면 스스로 충분히 컨디션을 회복할 수 있는 상태입니다. 휴식을 통해 피로가 해소된다면 이상적이겠지요. 하지만 **자율신경이 쉽게 교란된다면 수면의 질이 낮아 쉬어도 쉽사리 피로가 풀리지 않습니다.**

피로 해소는 교감신경과 부교감신경의 균형과 연관이 있습니다. 잠자는 동안 부교감신경이 확실한 우위를 점하지 못하면 깊이 잠들지 못합니다. 즉, 활동 모드에 해당하는 교감신경이 활발하게 작용한다는 말이지요. 잠잘 때도 활발한 교감신경의 영향으로 우리 몸은 좀처럼 쉬지 못합니다. 덧붙여 **기압이 낮아지면 부교감신경이 우세해져 수면 리듬이 흐트러지기 쉽습니다.** 골격의 균형이 무너진 상태라면 자율신경은 더더욱 쉽게 교란되지요.

일정 정도 이상 수면의 질이 유지되지 않으면 수면은 '회복'의

본분을 다하지 못합니다. 따라서 자율신경이 교란된 상태에서는 쉬어도 피로가 가시지 않지요.

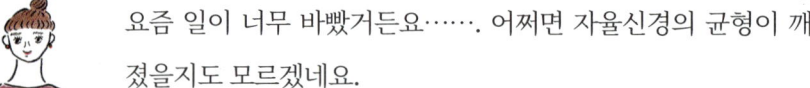

요즘 일이 너무 바빴거든요……. 어쩌면 자율신경의 균형이 깨졌을지도 모르겠네요.

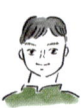

조금이라도 휴식을 취하고 컨디션을 회복하기 위해 수면에 대해 더 자세히 알아봅시다.

잠자는 동안 우리 몸에는 **렘수면과 비렘수면**이 반복되어 나타납니다. 이때 렘(REM)이란 급속 안구 운동(Rapid Eye Movement)의 약자입니다.

'비렘수면'은 뇌와 몸이 모두 잠든 상태를 뜻합니다. 반면 '렘수면'은 뇌는 깨어있지만 몸은 잠들어있는 상태입니다. 우리는 이 두 수면 상태의 사이클(한 사이클당 90~120분)을 몇 차례 거듭한 끝에 잠에서 깨어납니다. 특히 중요한 단계는 첫 번째 사이클의 비렘수면입니다. 잠이 들면 맨 먼저 비렘수면에 들어가는데 이 단계는 잠자는 시간 중 가장 깊은 수면 상태에 해당합니다. **최초 90분 동안의 수면 질이 좋지 않으면 이후의 수면 질도 좋지 않다**고 알려져 있습니다. 첫 번째 비렘수면 단계에서 가장 많이 분비되는 물질은 성장호르몬입니다. 성장호르몬은 세포증식과 대사를 촉진하는 효과가 있습니다. 성인이 되어도 여전히 중요한 물질인 셈이지요.

기상병 환자든, 자율신경에 교란이 온 환자든 수면 현황을 파악하는 일은 무척 중요합니다. 수면의 질과 수면 시간을 충분히 확보하면 이상 증상을 개선할 수 있습니다.

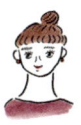

그 밖에도 피로를 풀 수 있는 방법이 있을까요?

물론 잠 말고도 피로를 푸는 방법에는 여러 가지가 있습니다.
- **아침에 일어나 햇볕을 쬔다.** → 체내 리듬을 리셋하여 밤이 되면 졸리도록 몸 상태를 조절합니다.
- **영양을 고루 섭취한다.** → 피로 해소 효과가 있는 비타민 B군, 비타민 C, 미네랄 등을 적극적으로 섭취하면 기력을 보충할 수 있습니다.
- **스마트폰, 컴퓨터, 디지털 기기의 사용을 가급적 피하고 자연과 접하는 시간을 늘린다.** → 뇌를 혹사하면 피로감이 커집니다. 가끔 디지털 디톡스를 통해 머리를 쉬게 해줍니다.

지금 언급한 방법 외에도 다양한 방법이 있습니다. 수면 습관을 돌아보는 일뿐 아니라 피로가 지나치게 쌓이지 않도록 피로를 일으키는 요인을 줄이는 일부터 시작해봅시다. 이러한 방법들은 자율신경의 개선으로도 이어집니다.

07 나쁜 자세도 영향을 미친다?

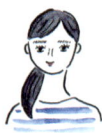
유미

> Q 척추후만증을 교정하고 싶어요…….
> 혹시 자세도 기상병과 관련이 있나요?

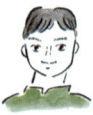
구원 선생님

자세가 좋지 않으면 기상병에 걸리기 쉽습니다. 골격의 불균형이 적고 자세가 좋으면 기상병에 걸릴 확률이 낮습니다.

"척추후만증을 교정하면 기상병도 나을까요?" 하는 질문을 종종 받습니다. 의학적으로 증명된 바가 없어 아직 100% 장담하기는 힘들지만 <u>자세가 좋아지면서 기상병도 함께 개선되는 케이스가 많습니다.</u> 골격의 불균형이 교정되면 자율신경의 교란이 개선되고 건강 상태가 좋아지므로 날씨 변화의 스트레스에도 견디는 몸이 되는 것이겠지요.

앞서 기상병은 유전되는 경우가 많다고 말씀드린 바 있습니다(→ 70페이지). 진료를 보다 보면 부모님과 자녀의 자세가 비슷하다는 사실을 알 수 있습니다. 환자가 진료실에 들어오는 순간의 자세를 비교해 기상병인지 아닌지 금방 알 수 있을 정도지요.

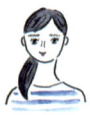

그러고 보니 저희 애도 자세가 좋지 않아요.

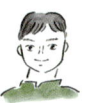
기상병의 대표적인 증상으로 현기증·어지럼증이 있습니다. 기상병 환자는 선 상태에서 눈을 감으면 강한 어지럼을 느낍니다. 메니에르병 같은 내이 질환 때문이 아니라 골격이 틀어져 몸의 균형이 무너진 것이 원인이지요. 가령 목이 오른쪽으로 기울어져 있으면 오른쪽으로 휘청합니다. 가끔 그대로 쓰러져 버리는 일도 있습니다.

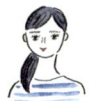
그러니까 골격이 틀어진 상태에서는 기상병 증상이 나타나기 쉽다는 뜻인가요?

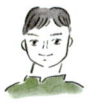
네. 자세가 좋지 않으면 5kg의 추, 즉 머리가 몸의 중심에서 벗어나 있어 균형이 기울어집니다. 결과적으로 척추에 부담을 주어 자율신경에도 영향을 미치지요. 척추후만증이 심하다는 말은 기상병 증상이 더 쉽게 나타난다는 뜻입니다.
치료하는 동안 **자세가 교정되면 날씨 변화로 이상 증상이 나타나는 일은 줄어듭니다.** 저는 기상병을 설명할때 "기압 때문에 몸에 이상이 생기는 것은 틀림없지만, 기반이 되는 다른 이상 증상(골격 불균형에 따른 자율신경의 이상)이 도사리고 있는 2단 구성입니다"라고 이야기하고 있습니다. 날씨는 마음대로 할 수 없지만 자세를 바로잡는 방법은 많습니다.

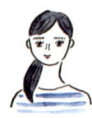
현기증과 어지럼증의 원인은 틀림없이 '귀'라고 생각했어요.

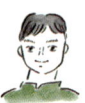
내이는 분명 기상병 메커니즘에서 중요한 요인입니다. 하지만 모든 문제의 원인이 내이에만 있지는 않습니다. 내이는 두개골 안쪽에 있고 두개골은 경추와 이어져있습니다. 경추는 흉추와, 흉추는 요추와, 요추는 골반·다리·발바닥과 연결되어 있지요. 인간의 몸은 골격으로 이루어져 있으므로 내이가 있는 장소가 '몸의 중심선에서 얼마나 벗어나 있는지'가 진단의 기준이 됩니다. <u>몸이 흔들리기 쉬운 상태라면 내이 역시 불안정한 상태가 되기 쉽습니다.</u>

기상병 환자가 이비인후과 검사에서 내이의 이상을 발견하는 경우는 적습니다. 내과에서 혈액 검사, 뇌 MRI 등의 검사를 해도 마찬가지입니다. 만약 이상이 발견되었다면 현기증이나 청력 저하에 따른 메니에르병일 가능성이 큽니다. 이상이 없다는 진단을 받았다면 저희 병원 같은 기상병 전문 외래 진료 기관을 방문해 진료를 받게 됩니다.

COLUMN

화산 분화로도
이상 증상이 나타난다?!

2022년 1월 15일, 통가의 해저화산에서 대규모 분화가 발생했습니다. 통가에서 약 8,000km나 떨어진 일본에서도 해일이 관측되면서 뉴스에 크게 보도된 바 있지요. 당초 기상청은 밀물과 썰물의 수위 차에 약간의 변동이 있을 수는 있겠지만 해일 피해 우려는 없다고 발표했습니다. 하지만 실제로는 수 cm에서 대략 1m 정도에 이르는 밀물·썰물 간 수위 차 변동이 관측되었습니다. 기상청의 예측은 어째서 어긋났을까요?

통가의 해저화산 분화는 규모가 크고 폭발하는 형태로 일어났기 때문에 급격하게 공기가 팽창하며 주변 지역의 대기압이 변화했고 파동도 삽시간에 퍼져나갔습니다. 대기의 파동이 이동하는 속도는 음속과 같은 수준이었다고 합니다. 기상위성이 촬영한 사진에서도 대기가 동심원 형태로 퍼져나가는 모습이 확인되었습니다. 아마도 대기의 파동이 일본에 전해졌을 때 기압이 변동하면서 밀물·썰물 간 수위 차가 높아졌다고 여겨집니다. 바로 '기상해일'이라고 부르는 현상이지요. 화산의 대분화가 머나먼 일본에까지 기압 변동을 일으켜 예측이 빗나간 셈입니다.

기상 정보 회사 '웨더뉴스'의 기상관측기 '소라테나'의 관측에 따르면, 기압은 한차례 상승했다가 이내 하락했다고 합니다. 2022년 1월 15일 20~21시 사이에는 2hPa, 1월 17일 약 9~10시 사이에는 1hPa 정도의 기압 변동이 관찰되었습니다. 아무래도 기압 변동은 지구를 한 바퀴 돌아 이틀 뒤 다시 영향을 미친 듯합니다. 그만큼 분화 규모가 컸다는 뜻이겠지요.

기압 변동이 발생했다고 하니 몸 상태에도 변화가 있었을 법합니다. 기상병 외래 진료 환자에게 "통가 화산 분화 당시 컨디션은 어떠셨나요?" 하고 물어보았습니다. 그러자 절반에 가까운 환자들이 "컨디션에 이상이 생겼어요", "기압이 낮을 때와 같은 증상이 나타났어요" 하고 대답했습니다. 심지어 갑작스럽게 증상이 나타났다고 합니다. 순간적으로 기압 변동이 발생해 몸에 이상이 나타난 것은 아닐까 추측합니다. 화산 분화가 기상병에 악영향을 미치다니, 기압 변동은 언제, 어디에서 발생할지 예측하기가 무척 어렵네요.

참고: 공익사단법인 일본산과부인과학회 https://www.jsog.or.jp/

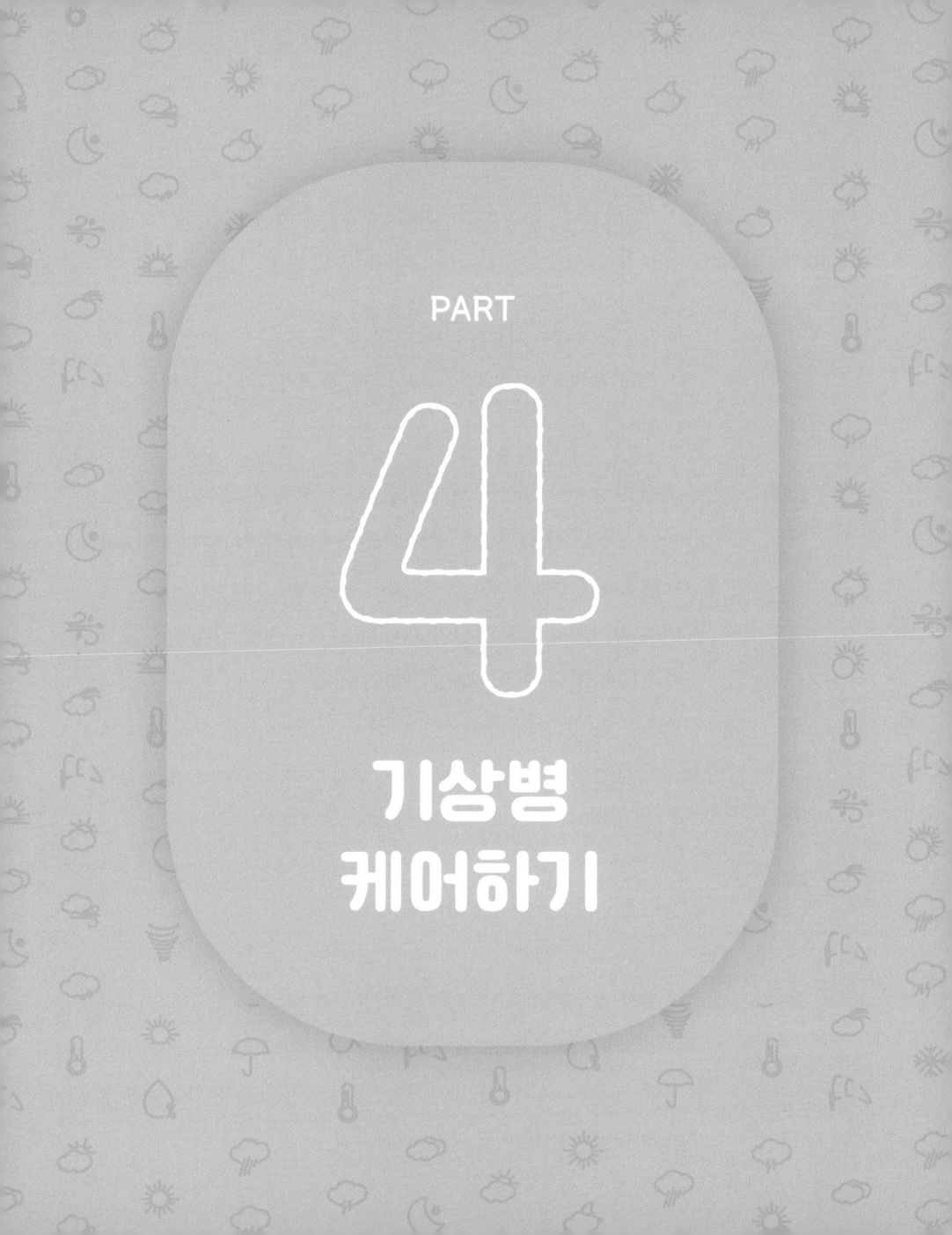

01 기상병, 금방 나을 수 있다?

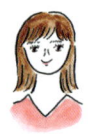
하루

Q 괴로운 기상병, 지금 당장이라도 치료하고 싶어요. 좋은 방법이 없을까요?

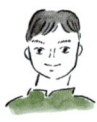
구원 선생님

증상에 따라 다르겠지만 개선할 방법은 얼마든지 있습니다. 예를 들어 편두통이건 긴장성 두통이건 **두통은 목과 어깨의 마사지나 스트레칭**을 통해 개선할 수 있습니다. **현기증 개선에는 귀와 턱 주변의 마사지나 스트레칭**이 효과적입니다. **전신 권태감은 몸을 따뜻하게 하거나 움직여주면** 완화됩니다.

현재 느끼는 통증의 레벨을 10이라고 했을 때 6~7 정도의 수준으로 낮추는 일은 그다지 어렵지 않습니다. 마사지나 스트레칭과 같은 셀프케어 외에 약을 쓰는 방법도 생각해볼 수 있지요.

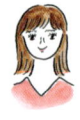

기상병을 치료하는 약이 있나요?

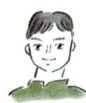

이를테면 편두통에 획기적인 효과가 있는 신약이 건강보험 적용 대상이 되면서 약만으로도 증상이 말끔하게 사라지는 경우가 있습니다. 그런가 하면 **스트레칭 같은 셀프케어를 통해 기상병을 능숙하게 케어하는 환자도 많습니다.**

그 밖에도 컴퓨터나 스마트폰의 사용 시간을 조정하는 방법, 자율 신경이 제대로 작동할 수 있도록 올바른 식습관, 수면 습관, 생활 리듬을 몸에 익히는 방법 등 기상병 치료법에는 여러 가지가 있고, 이러한 방법을 활용하면 기상병은 충분히 개선될 수 있습니다.

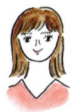

생활 습관을 바로잡는 것도 기상병 치료 방법이라고 할 수 있군요!

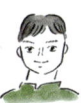

저는 미미한 증상 완화가 확실한 상태 개선으로 이어지는 케이스를 지금껏 수없이 봐왔습니다. 특히 **치료를 시작한 지 2개월 안에 병세가 호전**되는 일이 많지요.

다만 쉽게 개선되지 않는 증상도 있습니다. 기상병을 동반한 저혈압이 한 예입니다. 저혈압 관련 증상이 있는 환자는 기압이 낮아지면 평소보다 혈압이 더 떨어지는 경향을 보입니다. 일상생활에 큰 영향을 미치지요. 저혈압 치료약은 아직 손가락으로 헤아릴 정도로 종류가 적습니다. 게다가 가슴 두근거림·불쾌감 같은 부작용이 나타나기 쉽습니다. 확인된 약의 효과도 50% 전후로 크지 않아요.

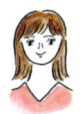

저혈압인 친구가 있는데 무척 괴로워 보였어요.

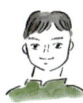

고혈압은 생명과 직결된 경우가 많아 치료약이 무척 다양합니다. 하지만 저혈압은 "혈압이 낮은 건 손쓸 방법이 없다"라는 진단에서 그치기 일쑤입니다. 일반적인 저혈압은 생명과 직결되지는 않지만 몸 상태가 나빠지는 일이 잦으며 증상이 매우 고통스럽지요. 다만 아직 인식 부족으로 의학적인 접근법이 충분치 않은 탓에 치료가 어렵습니다.

> **Check 편두통을 개선하는 신약**
>
> 두통 치료의 핵심은 편두통인지, 긴장성 두통인지, 편두통과 긴장성 두통이 복합적으로 나타나는 유형인지를 파악하는 것입니다. 각 유형에 따라 치료법이 조금씩 달라지지요.
>
> 최근 편두통과 긴장성 두통을 치료하는 전문의들(두통 전문의, 신경외과 전문의, 신경과 전문의)의 관심은 긴장성 두통보다 편두통에 쏠려있는 듯합니다. 편두통에 효과 있는 신약이 속속 건강보험 적용 대상으로 지정되고 있다는 사실이 그 이유지요. 이들 신약은 약이 듣는 환자라면 경이로울 정도의 증상 개선 효과가 나타난다는 사실이 확인된 바 있습니다. 조금씩이기는 하지만 두통·기상병과 관련된 연구가 증가하고 있다는 사실이 실감 나네요.

02 부담 없이, 꾸준하게 실천할 수 있는 기상병 예방법

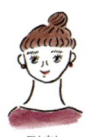
가희

> Q 기상병을 잘 관리해보겠다고 굳게 다짐했어요.
> 저처럼 만사가 귀찮은 사람도 잘할 수 있을까요?

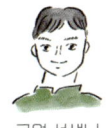
구원 선생님

하하, 굳은 다짐이 없어도 괜찮습니다. 손쉽게 실천할 수 있는 일부터 하나씩 해나가면 되니까요. 증상이 조금씩 완화되기 시작하면 서서히 감이 올 겁니다. 증상을 '능수능란하게 다루는' 자신만의 방법을 찾아 이것저것 시도해 보시기 바랍니다.

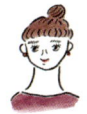

아하하, 너무 과했나요? 가벼운 마음으로 임해야 더 오래 실천할 수 있군요.

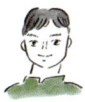

처음부터 너무 본격적으로 접근하면 지칠 수 있으니 편하게 생각합시다. 오늘은 <u>부담 없이, 꾸준하게 실천할 수 있는 여섯 가지 생활 습관</u>을 소개하겠습니다.

① **일찍 자고 일찍 일어나기**: 일찍 일어나기 힘들어하는 분들께 추천합니다. 일찍 잠들고 그만큼 더 일찍 일어나세요. 기압이 낮을 때는 몸을 움직이는 일조차 버겁게 느껴집니다. 그러니 잘 수

있는 시간까지 자려고 버티면 점점 더 일어나기가 힘들어지지요. 평소에 일어나는 시간보다 **1시간 일찍 일어나서 가볍게 몸을 움직여봅시다.** 이 방법만으로도 증상이 완화된 분들이 많습니다.

② 귀 마사지: 현기증이나 이명으로 고통받는 환자 중에는 이 악무는 습관이 있는 분이 많습니다. 기압이 낮아 이명이 더 심해질 때 **귀와 턱 주변을 마사지하거나 귀를 따뜻하게** 하기만 해도 변화를 느낄 수 있습니다.

③ 등 곧게 펴기: 가슴이 두근거리거나 숨 쉬기가 답답할 때는 등을 곧게 펴시기 바랍니다. 증상이 고통스러우면 몸은 움츠러들기 마련입니다. 이때 **기지개를 켜거나 고개를 살짝 들기**만 해도 호흡이 한층 더 편안해집니다.

④ **컴퓨터나 스마트폰 사용 자제하기:** 목·어깨가 결려 괴로운 분

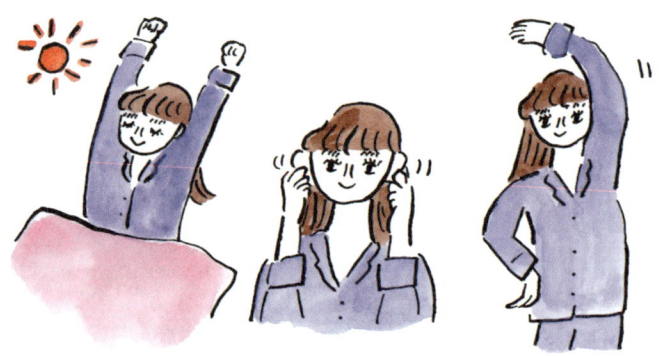

일찍 자고 일찍 일어나기, 마사지하기, 체조하기 등의 생활 습관을 기릅시다.

들은 **컴퓨터나 스마트폰의 사용 지속 시간을 1회 1시간으로** 조정해주시기 바랍니다. 중간에 2~3분이라도 좋으니 화면에서 눈을 떼고 목과 어깨를 가볍게 움직이세요. 간단한 마사지도 좋습니다.

⑤ **몸 움직이기**: 온몸을 가볍게 움직이도록 합니다. 맨손체조도 좋습니다. 몸을 움직이면 전신 권태감이 완화됩니다.

⑥ **수면을 위한 입욕**: 잠들기 전에 욕조에 몸을 담가보세요. 이때 **38~40℃의 미온수에 목까지 완전히 잠긴 상태로 10~15분 유지합니다.** 입욕 후 90분이면 졸음이 오기 시작합니다. 욕조에 들어가있는 동안 올라간 심부체온(뇌, 심장 등의 장기 및 신체 내부의 온도)이 낮아지면서 수면 스위치가 작동합니다.

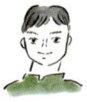

위에서 소개한 생활 습관은 부담 없이, 꾸준하게 실천해야 합니다. 일단 2주 정도를 목표로 잡고 시도해보시기 바랍니다.

03 기압 예보 애플리케이션 사용 팁

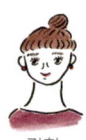
가희

Q 스마트폰에 설치한 기압 예보 애플리케이션을 손에서 놓을 수가 없어요.
현명한 사용 팁이 있을까요?

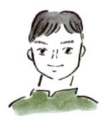
구원 선생님

기압 예보 애플리케이션은 <u>기압 변화로 몸 상태가 나빠질 수 있는 날짜와 시간을 미리 알려주는 편리한 건강관리 툴</u>입니다. 앱 스토어에는 일본에서 인기가 높은 '즈쓰루(頭痛ーる)'를 비롯해 다양한 애플리케이션이 나와있습니다. 애플리케이션을 잘만 활용하면 기상병에 대처하기가 한결 수월해지지요.

실제로 저희 병원에서 기상병 외래 진료를 받는 환자의 80% 이상이 즈쓰루를 사용한 적이 있다고 했습니다. 자신의 증상을 검색하다가 우연히 접한 즈쓰루를 계기로 기상병을 의심하기 시작했다는 분도 많답니다.

애플리케이션에서 주의보나 경보 알림이 울리고 실제로 몸 상태가 나빠졌다거나, 몸 상태가 나빠져 애플리케이션을 켜보니 기압에 변동이 있었다는 이야기도 자주 듣습니다.

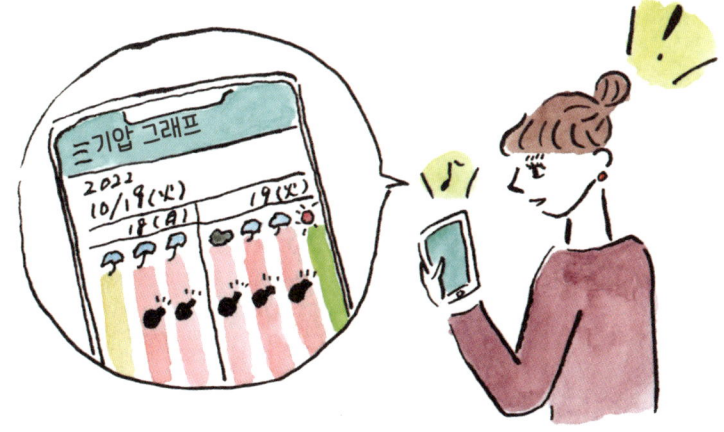

기압 예보 애플리케이션을 활용하면 기상병을 관리하는 데 도움이 됩니다.

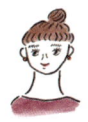
애플리케이션을 더 현명하게 사용하는 방법은 없을까요?

애플리케이션의 알림을 켜놓는 것도 현명한 사용법 중 하나라고 생각합니다. **알림이 울리면 주의해서 대처**하면 되겠지요. 그러나 기상병 환자는 애플리케이션의 알림이 울리기도 전에 먼저 기압 변화를 느끼기도 합니다. 그 밖의 사용법으로는 일주일 기압 예보 서비스를 이용해 미리 계획을 세우는 방법도 있습니다.

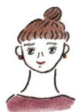
일기예보처럼 장기적인 기압 변화를 미리 알 수 있다면 스케줄을 조정하는 데 도움이 되겠네요.

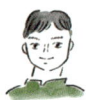 다만 너무 의식하지 않도록 주의해야 합니다. **기압 변화를 지나치게 신경 쓰면 오히려 스트레스로 작용할 수 있기 때문**입니다. 증상이 완화되기 시작하면 서서히 날씨 변화에 무감각해지고 마지막에는 애플리케이션 사용을 멈춥니다. 몸 상태가 좋지 않은 날이 줄어 기압에 무신경해지는 것은 무척 바람직한 현상이라고 생각합니다. 그러니 기압 예보에 너무 신경을 쓰진 마세요.

> **Check 기상병에 도움이 되는 애플리케이션 '즈쓰루'**
>
> 즈쓰루는 두통처럼 기압 변화에 따른 이상 증상이 나타날 수 있는 시간대를 확인할 때, 통증이나 약 먹은 시간 등을 기록할 때 유용한 기상병 대책 애플리케이션입니다. 거주 중인 지역을 등록해두면 증상이 나타날 가능성이 있는 날짜와 시간을 기압 그래프를 통해 확인할 수 있습니다. 아울러 어떤 날씨일 때 몸 상태가 나빠지는지 기록할 수도 있어 증상의 패턴을 파악하고 사전에 약을 준비하거나 몸 상태에 맞춰 스케줄을 조정하는 데도 도움이 됩니다.
>
>
>
>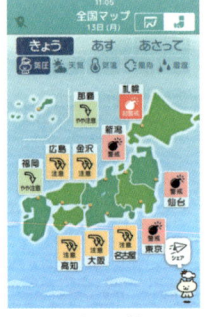
> ©즈쓰루
>
> (※ 일본 지역에 한정되어 활용 가능한 애플리케이션입니다)

04 기상병은 한방치료로 낫는다?

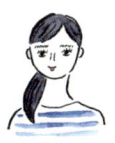
유미

> Q 요즘 들어 한방치료에 관심이 가요.
> 한약도 기상병에 효과가 있을까요?

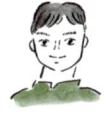
구원 선생님

한약은 <u>기상병을 치료할 때 가장 먼저 쓰는 약</u>입니다. 특히 기압 차로 발생하는 이상 증상에 무척 잘 듣는 한약이 있는데요. 저는 2021년 일본두통학회 총회에서 이 약의 효과를 발표하기도 했습니다. 내용을 요약해보면 다음과 같습니다.

[날씨 변화에 따른 두통에서 오령산의 유효성]

- 2020년 1월부터 2021년 5월까지 총 17개월간 '날씨 변화에 따른 두통, 현기증, 전신 권태감 등'의 증상을 호소하며 저희 병원을 찾은 신규 환자 수는 555명(2020년 347명, 2021년 208명)이었습니다. 그중 치료약으로 오령산을 쓴 505명의 증례를 소개합니다.
- 증상별 환자 수를 자세히 살펴보면 긴장성 두통이 346명, 편두통이 144명, 기타 증상이 15명이었습니다. 50명의 환자에게 오령산을 쓰지 않은 이유는 전에도 쓴 적이 있었지만 효과가 없었

거나 오령산을 쓴 뒤 컨디션이 더 나빠진 경험이 있는 등 한약이 맞지 않아서였습니다.

- 505명 중 214명(42.4%)은 초진(온라인 진료 포함)으로 그친 탓에 추적 관찰이 어려워 오령산의 효과를 확인하지 못했습니다.
- 오령산의 효과를 추적 관찰할 수 있었던 291명(57.6%)의 환자 중 효과가 있었던 환자는 247명, 효과가 없었던 환자는 44명이었습니다. 즉, 날씨 변화에 따른 두통의 발병률과 통증 정도가 줄었다고 답한 비율은 84.9%였습니다.

이처럼 수치로 정리해보니 무척 놀라운 결과를 얻을 수 있었습니다. 지금까지의 경험상 이 정도로 효과가 있는 치료약은 없었습니다.

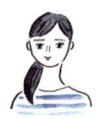

오령산이라는 이름은 들어본 적이 있는 것 같기도 한데요. 구체적으로 어떤 약인가요?

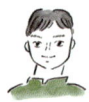

오령산은 **체내 수분 밸런스(수체 또는 수독)를 개선하는 대표적인 이수제(利水劑)**입니다. 몸의 부기를 빼고 기상병 증상을 완화하는 작용을 하지요. 삽주, 복령, 저령, 택사, 계피의 다섯 가지 생약을 배합한 약으로 **두통, 현기증, 부종, 숙취** 등 여러 증상에 널리 사용합니다.

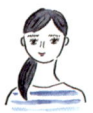

한약은 꾸준히 먹어야 효과가 있을 것 같은데 어떤가요?

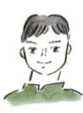
약 복용 방법에는 증상이 있을 때 복용하는 방법과 정기적으로 복용하는 방법 두 가지가 있습니다. 저희 병원을 찾는 환자들에게는 <u>가능하면 2~4주간 정기적으로 꾸준히 복용하도록 안내합니다</u>. 그사이 날씨 변화가 없는 경우는 거의 없겠죠. 따라서 효과가 있는지도 확인할 수 있습니다.

참고: 이소하마 요이치로, 『한방의약학잡지』 23(2), 2015

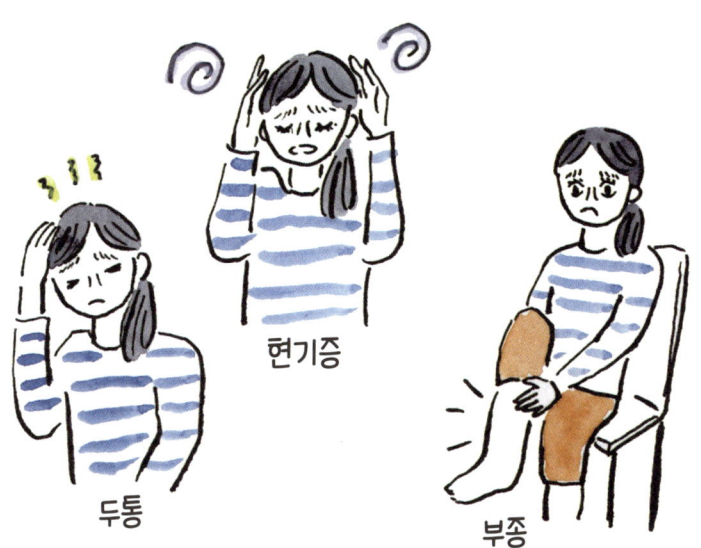

오령산은 두통, 현기증, 부종 등의 증상을 개선하는 데 쓰는 한약입니다.

05 자율신경에 좋은 식사

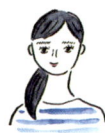
유미

> Q 매일 무엇을 먹는지도 중요할 것 같아요. 자율신경에 좋은 식단이 따로 있을까요?

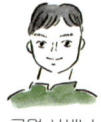
구원 선생님

식사는 생활 리듬, 더 나아가 자율신경과도 연관이 있으므로 매우 중요합니다. 먼저 자율신경에 좋은 식사 습관을 소개하겠습니다.

- **천천히, 꼭꼭 씹어 먹기**
  입에 넣은 음식은 대략 20번 정도 씹도록 합니다.
- **조금 부족한 듯 먹고 양보다 질을 중시하기**
  영양 균형을 고려하여 음식을 먹고, 배부르게 먹지 않습니다. 배가 부르면 졸음, 권태감, 짜증 등을 느낄 수 있습니다.
- **정해진 시간에 식사하기**
  불규칙한 식사 리듬은 체내 시계마저 교란합니다. 가급적 정해진 시간에 식사하도록 합니다.
- **잠들기 전 식사는 자제하기**
  잠들기 전에 음식을 먹으면 소화기관에 부담을 주어 수면의 질이 떨어집니다.

자율신경에 영향을 주는 또 다른 요인은 당 섭취 방법입니다. 당을 섭취하면 혈당치가 올라갑니다. 일시적으로 올라간 혈당치는 췌장에서 분비되는 인슐린의 작용으로 다시 정상치로 내려가지요. **당을 지나치게 많이 섭취하거나 당을 다량 함유한 음식부터 먹기 시작하면 혈당치가 급격하게 오르내립니다.** 바로 '혈당 스파이크'라고 부르는 현상인데 자율신경에 큰 부담을 주지요.

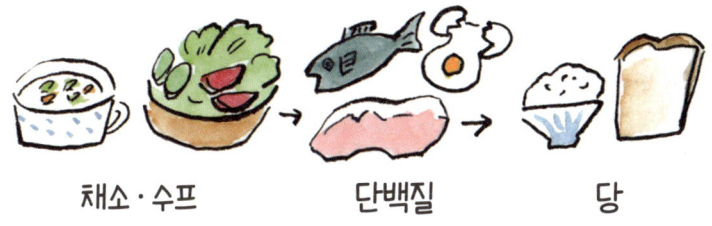

채소·수프 → 단백질 → 당

자율신경에 좋은 식사는 먹는 순서와 타이밍도 중요합니다.

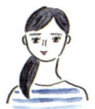

자율신경에 부담을 주지 않는 당 섭취법이 있을까요?

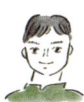

당을 섭취할 때 기억해야 할 포인트는 두 가지입니다.

① 순서

첫 번째는 음식을 먹는 순서인데요. **식이섬유가 풍부한 샐러드나 수프 → 생선, 고기, 달걀 등의 단백질 → 밥, 빵 등의 탄수화물 순**으로 먹습니다. 흰 쌀밥 대신 잡곡밥을 먹는 것도 도움이 됩니다.

② 타이밍

두 번째는 당을 섭취하는 타이밍입니다. <u>오랜 공복 끝에 식사할 때는 당 함유량이 많은 음식을 갑자기 먹지 않도록</u> 합니다.

몸 상태가 좋지 않아 식욕이 없거나 속이 불편할 때, 영양이 충분히 공급되지 않은 탓에 금방 에너지를 낼 수 있는 당을 찾는 분들이 많습니다. 그러나 혈당 스파이크를 막으려는 약간의 노력만으로도 자율신경 교란을 예방할 수 있습니다.

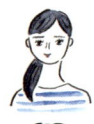

자율신경에 좋은 음식이 있으면 알려주세요.

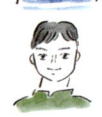

자율신경을 재정비하려면 <u>비타민과 미네랄을 꼭 섭취해야 합니다.</u>

- **비타민 B군:** 대사에 필요한 에너지를 생산하는 데 필수적인 성분입니다. 고기, 생선, 달걀, 시금치, 버섯 등에 함유되어 있습니다.
- **비타민 C:** 비타민 C가 부족하면 스트레스에 대항하는 호르몬이 잘 합성되지 않습니다. 채소, 과일 등에 다량 함유되어 있습니다.
- **비타민 E:** 항산화 작용이 있어 노화, 동맥경화, 냉증 등을 개선합니다. 등푸른생선, 견과류에 주로 함유되어 있습니다.
- **비타민 A:** 면역기능, 피부·점막 유지, 시각과 관련이 있는 성분입니다. 버터, 당근에 다량 함유되어 있습니다.
- **미네랄:** 칼슘, 철, 아연은 특히 부족해지기 쉬운 미네랄입니다. 해조류, 작은 생선 등에 많이 함유되어 있습니다.

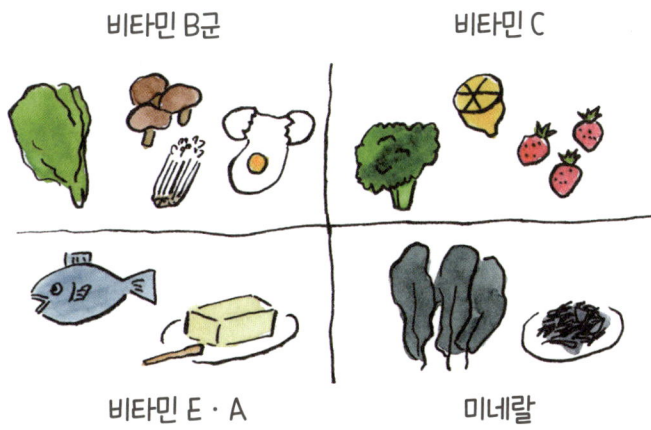

비타민과 미네랄이 풍부하게 함유된 식단으로 자율신경을 재정비합니다.

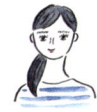
당장 오늘부터 비타민과 미네랄이 풍부한 식단을 고민해봐야겠어요!

중요한 팁이 하나 더 있어요. **자율신경을 재정비하려면 세로토닌 분비량을 늘리는 음식을 섭취해야** 합니다.
'행복 호르몬'이라고도 불리는 세로토닌은 마음의 안정에 필요한 신경전달물질입니다. 세로토닌이 분비되면 부교감신경이 우세한 휴식 모드에서 교감신경이 우세한 활동 모드로 몸 전체가 전환됩니다. 세로토닌 분비량이 줄어들면 불안증, 우울증, 공황장애에 빠지기 쉽습니다. 특히 수면 호르몬인 멜라토닌의 분비에는 세로토닌이 필수적인데요. 그러기 위해서는 낮에 햇볕을 쬐는 것도 중요합니다.

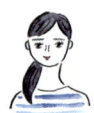
어떤 음식이 세로토닌 분비량을 늘리는 데 도움이 되나요?

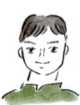
세로토닌을 합성하는 데는 필수아미노산인 트립토판, 탄수화물, 비타민 B_6의 세 가지 물질이 필요합니다. 트립토판은 체내에서 생성되지 않기 때문에 음식을 통해 정기적으로 섭취해야 하지요. <u>콩으로 만든 식재료(두부, 된장, 낫토), 유제품(우유, 치즈, 요구르트), 견과류, 달걀 등에 풍부하게 함유되어 있으며</u> 하루 필요량은 체중 1kg당 2mg입니다.

세 가지 물질을 모두 함유한 음식도 있습니다. 바로 바나나인데요. 간편하게 먹을 수 있다는 것도 큰 장점이지요.

참고: e-헬스넷(일본 후생노동성) https://www.e-healthnet.mhlw.go.jp/

Check 장내 환경 개선으로 자율신경 재정비하기

인간의 뇌와 장은 혈관과 자율신경을 통해 서로 연결되어 있습니다. '뇌장 상관'이라고 부르는데요. 뇌의 상태가 좋지 않으면 장에도 악영향을 미칩니다. 반대로 장 상태가 좋지 않으면 뇌에도 악영향을 미칩니다. 장내 환경을 정비할 때는 장내 세균 중 유익균이 우세하도록 요구르트, 치즈, 된장, 김치, 낫토 등과 같은 발효식품이나 식이섬유를 섭취하는 것이 좋습니다. 식이섬유는 장내 세균의 먹이가 되지요.

장내 세균은 배변을 통해 체외로 배출되므로, 유익균이 우세해지는 데 도움이 되는 음식을 매일 섭취해야 합니다. 아침 먹을 시간이 넉넉지 않다면 밥 대신 바나나와 요구르트를 추천합니다.

06 아로마와 목욕을 통한 휴식

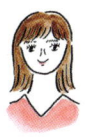
하루

Q 방에서 아로마 향을 맡고 있으면 마음이 좀 편안해져요. 아로마가 자율신경에도 효과가 있을까요?

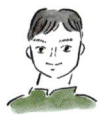
구원 선생님

네, 효과가 있습니다. 뇌의 시상하부는 자율신경계, 호르몬계, 면역계를 관장합니다. **아로마 향은 후각신경을 통해 뇌로 전달되고 시상하부에 작용해 자율신경계에 영향을 미칠 수 있습니다.** 아로마 오일(정유)이 자율신경계에 영향을 미친다는 사실을 뒷받침하는 데이터는 여럿 발표된 바 있습니다. 후각에 접근한다는 점이 큰 장점이지요. 실은 저도 일본아로마환경협회(AEAJ)에서 발급하는 아로마세러피 1급 자격증을 가지고 있습니다. 다음은 AEAJ가 고안한 세 가지 아로마 오일 블렌딩입니다. 날씨에 따라 활용해보시기 바랍니다.

- **맑은 날의 블렌딩**: 라벤더(부교감신경이 우세해져 릴랙스 효과가 있음) + 베르가모트(스트레스 완화, 면역력 향상에 효과적임) 블렌딩. 플로럴한 느낌과 시트러스 계열의 상쾌함이 특징입니다.
- **흐린 날의 블렌딩**: 페퍼민트(청량감이 있어 두통에 효과적임) + 레몬(긴장감과 불안감을 완화함) 블렌딩. 시원한 향이 청량감을

주어 상쾌함이 느껴집니다.
- **비 오는 날의 블렌딩:** 자몽(교감신경이 우세해져 작업능률이 높아짐) + 스위트 마저럼(면역력이 떨어졌을 때, 심박수·혈압이 상승했을 때 효과가 있음) 블렌딩. 비 오는 날, 부교감신경이 우세해져 몸과 마음이 휴식 모드에 들어갔을 때 효과적입니다. 교감신경을 활성화해 주지요.

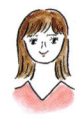

목욕도 릴랙스 효과가 있지요?

시간이 없을 때는 샤워만 하고 말 때가 많은데요. 욕조에 몸을 담그는 습관은 자율신경을 재정비하는 데 큰 도움이 됩니다. 목욕의 주요 효과는 다음과 같습니다.

- 몸이 따뜻해져 혈액순환이 좋아지고 피로물질이 쌓이지 않는다.
- 부교감신경이 우세해져 우리 몸이 릴랙스 상태로 전환된다.
- 심부체온이 일시적으로 올라갔다가 입욕 후 90분 정도 지나면 내려가는데, 이때 잠자리에 들면 수면의 질이 높아진다.

체온은 하루 중 한창 잠에 빠져 있는 오전 3~5시 무렵이 가장 낮고 기상 직후부터 서서히 높아지기 시작해 오후 5~6시쯤에 정점에 다다른 뒤 다시 서서히 낮아집니다. **핵심은 교감신경이 우세한 상태에서 부교감신경이 우세한 상태로 전환되는 시점에 욕조에 들어가는 것입니다.**

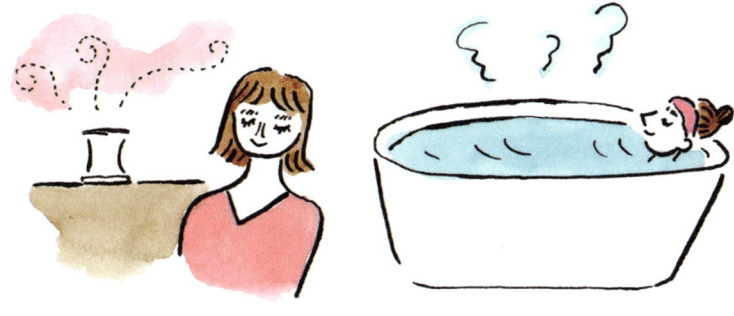

본인에게 맞는 방법을 통해 자율신경을 재정비합니다.

이상적인 목욕법은 38~40℃ 정도의 미온수에 대략 10~15분, 목까지 몸을 담그는 것(반신욕은 20~30분간 명치까지 담금)입니다. 욕조 안에서 가벼운 마사지나 스트레칭을 하는데요. 특히 종아리는 붓기 쉬운 부위이므로 발목 → 종아리 → 뒷무릎 순으로 주물러줍니다.

그 밖에도 명상, 복식호흡, 입욕제를 활용한 탄산 목욕도 효과가 있습니다. 혈액순환이 더 좋아지고 심부체온을 올리기도 한층 수월하지요.

07 계절별 기상병 대책

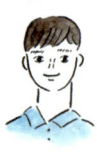

시후

Q 봄부터 여름 사이에는 장마, 여름부터 가을 사이에는 태풍, 겨울에는 기온 차가 있는데요.
계절별 기상병 대책이 있다면 알려주세요.

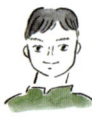

구원 선생님

사계절이 뚜렷한 곳에는 사시사철 기압 차, 기온 차, 습도 차가 있습니다. 따라서 기상병 증상도 일 년 내내 나타날 수 있습니다. 거주 지역이 동·서·남·북쪽 중 어느 쪽인지에 따라서도 다르지요.

• **겨울~봄:** '추운 날씨'에서 '따뜻한 날씨'로 바뀌면서 기온 차가 나타납니다. **아침, 저녁에는 냉증에, 낮에는 안면 홍조·열감에 대비**해야 합니다. 얼굴에 열이 오를 때는 얼굴과 머리를 약간 차갑게 해주면 쌓인 열이 쉽게 방출됩니다.

• **봄:** 자율신경이 쉽게 교란되어 이상 증상이 자주 나타나는 계절입니다. 날이 따뜻해지면 부교감신경이 우세해져 저혈압 증상, 노곤함, 피로감이 있을 수 있습니다. '열 순응'이라는 말이 있는데 **봄부터 조금씩 땀 흘리는 연습을 해서 서서히 따뜻한 환경에 적응하도록** 합니다. 아울러 입학·취직·인사이동 등으로 환경이 크게 바뀌는 시기이기도 하므로 정신 건강관리도 중요합니

다. 핵심은 마음에 너무 담아두지 않는 것입니다. 100%로 온힘을 쏟아부으면 지치기 마련이지요. 70% 정도만 힘을 쏟는다는 생각으로 마음의 여유를 갖고 생활하시기 바랍니다.

- **4월 말~장마 끝 무렵:** 기압 차, 습도 변화, 실내·외 기온 차로 기상병 증상이 나타나 고통스러운 시기입니다. 습도가 높아 **숨쉬기가 힘들고 몸에 열이 쌓이며 땀이 잘 배출되지 않는** 증상이 자주 나타납니다. 땀이 잘 배출되지 않으면 체온조절이 제대로 되지 않습니다. **여름철 온열질환에 대비해 가볍게 운동하는 습관을 들입니다.**

- **여름:** 바깥 기온과 실내 온도 차가 큰 계절입니다. **몸에서 열을 빼앗아가는 에어컨 바람은 기온 차 피로의 원인이 됩니다.** 반소매 셔츠 위에 걸치는 긴소매 겉옷, 레그워머, 무릎 담요 등의 **복장을 갖추어 체온을 조절합니다.**

- **가을에서 겨울:** '시원한 날씨'에서 '추운 날씨'로 바뀌면서 기온 차가 나타납니다. **추위에 적응하기 위한 대책**을 실행할 때이지요. 샤워 대신 욕조에 몸을 담그는 목욕을 하고, 따뜻한 복장을 갖추시기 바랍니다. 여름내 에어컨을 쐬고 차가운 음료수를 마신 탓에 장기 온도도 떨어져 있는 상태이므로 몸속부터 데워주는 가을 채소를 먹는 것도 추천할 만한 방법입니다.

- **겨울:** 비교적 지내기 좋은 계절이기는 하지만 혹한의 추위에 기온 차가 큰 지역이라면 고통스러울 수 있습니다. 추위로 몸

이 긴장되기 쉬우니 **굳어진 몸을 풀어 두통이나 목·어깨 결림에 대비**해야 합니다.

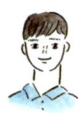

저는 매년 태풍이 오는 시기가 제일 힘들어요.

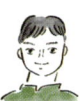

태풍이 오는 계절은 기압의 낙차가 특히 커서 태풍 발생 시점부터 몸에 이상 증상이 나타납니다. 따라서 이 시기에는 일정을 너무 타이트하게 잡지 않는 편이 좋습니다.

약을 쓰는 방법도 있습니다. **기상병을 치료할 때 가장 많이 처방하는 약인 오령산은 증상이 나타났을 때 먹기보다는 정해진 시간에 먹는 편이 안정적인 효과를 보입니다.** 따라서 하루 2~3회, 정해진 시간에 복용하도록 환자에게 안내하고 있습니다.

현기증이나 구역질이 심할 때는 멀미약을 처방하는 일도 종종 있습니다.

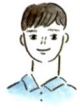

선생님 말씀을 듣고 보니 일 년 내내 대비가 필요하겠다는 생각이 들어요.

그렇지요. 하지만 익숙해지면 옷 갈아입는 일처럼 당연하게 느껴질 겁니다.

08 무심결에 스마트폰으로 향하는 손

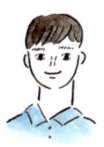
시후

Q 정신을 차려보면 어느새 스마트폰을 만지작거리고 있어요. 그다지 좋은 습관은 아니지요?

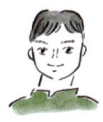
구원 선생님

맞아요. **목에 부담을 주면 두통이나 자율신경에 이상이 생길 수 있으니** 기상병 환자는 가급적 조심해야 합니다.

그러고 보면 스마트폰 보급 전과 후의 세상은 크게 다르다는 생각이 드네요.

'기상병 체크리스트'(→ 10페이지) 항목에도 있습니다만, **스마트폰이나 컴퓨터 사용 시간이 하루 4시간 이상이라면 주의가 필요**합니다.

골격과 중력 간 관계의 측면에서 봤을 때, 머리가 아래를 향하는 자세를 취하는 것은 제 발로 기상병의 입구로 걸어 들어가는 행위나 다름없습니다. 머리의 무게는 체중의 8~10%라고 알려져 있습니다. 성인이라면 4~7kg에 해당하지요. 머리가 아래를 향하면 중력의 영향을 더 많이 받기 때문에 목·어깨·등에 머리 무게의 약 3배에 달하는 부하가 걸립니다.

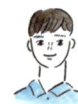
누워서 사용하면 괜찮지 않을까요?

말씀하신 대로 누워서 사용하니까 상관없다는 환자도 있습니다만, 누운 자세라도 대부분은 목이 꺾여있습니다. 전철 안에서는 많은 사람들이 스마트폰을 사용하고 있는데, 상당히 큰 각도로 목을 숙이고 있다는 사실을 알 수 있습니다. 숙이는 각도가 크면 클수록 목과 어깨에 부담이 커집니다. 그리고 스스로 인지하지 못하는 사이에 목·어깨의 결림은 당연해집니다. 결과적으로 기상병이 발병하기 쉬운 몸 상태가 되고 말지요.

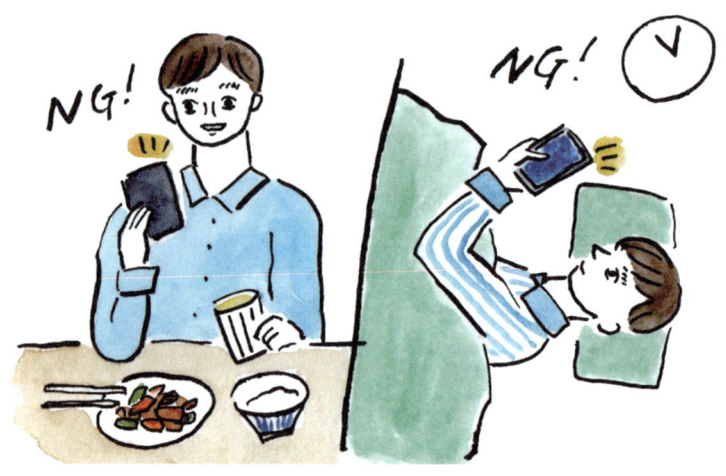

스마트폰의 장시간 사용은 목에 부담을 주어 자율신경에 이상을 일으킵니다.

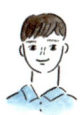
스마트폰이 기상병의 원인이라니 충격이에요.

저는 기상병 진단을 내릴 때 반드시 자세와 근골격계 상태를 확인합니다. 이때 스마트폰 사용 시간도 주의 깊게 체크하지요. 최근 들어 어린이나 청년층 기상병 환자가 증가하는 이유는 스마트폰 사용과 관련이 있지 않을까 추측합니다.

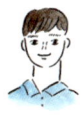
역시 생활 습관을 개선해야겠군요. 하지만 스마트폰 사용 시간을 줄이는 일은 쉽지 않을 것 같아요.

조금만 신경 쓰면 스마트폰 사용 시간을 줄일 수 있습니다. 밥 먹을 때, 씻을 때, 화장실 갈 때, 자러 갈 때 무심결에 스마트폰을 들고 가지 않나요? **그중에서도 특히 피해야 하는 일은 잠자기 전 스마트폰 사용입니다.** 업무 때문에 매일 밤 스마트폰을 확인하는 분들이 많을지도 모르겠지만, 스마트폰을 들고 가는 장소를 한 곳만 줄여도 장기적으로 봤을 때는 분명 큰 차이를 불러올 겁니다.

09 기상병 증상으로 괴로울 때 대책은?

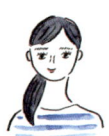
유미

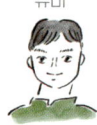
구원 선생님

Q 기상병 증상으로 괴로울 때는 어떻게 하면 좋을까요?

감당하기 힘든 통증이 찾아와도 주변의 이해를 얻기 어려운 병이 바로 기상병입니다. 증상이 찾아왔을 때는 세 가지 대처법이 있습니다.

- 누운 채로 회복되기를 기다린다.
- 조금씩 몸을 움직인다.
- 움직일 수 있는 만큼 몸을 움직인다.

기상병 증상으로 고통스러울 때는 몸을 움직일 수 없으므로 대부분 자리에 눕습니다. 회복을 위해 매우 중요한 과정이지요. 다만 침대에 너무 오래 머무르지 않도록 주의합니다. <u>침대에 머무는 시간이 평소보다 2시간 이상 길어지면 자리에서 일어나기가 더욱 힘들어지거나 전신 권태감, 두통, 저혈압, 현기증 등의 증상이 심해질 수 있습니다.</u> 사람에 따라서는 2~3일 꼼짝없이 누워 지내며 앉고 서는 일조차 버겁게 느끼기도 합니다. 이처럼 자리에 누운 상태가 길어지면 회복하기가 더 어려워지는 경향이 있습니다.

침대에 누워있더라도 약간 몸을 움직일 만하다면 **흉식호흡과 복식호흡, 손발 오므렸다 펴기, 가벼운 스트레칭, 귀 마사지** 등을 해주면 좋습니다.

마음이 힘들 때는 SNS를 통해 기상병 증상에 시달리는 다른 사람들과 소통하거나 즐거운 일을 떠올리면 도움이 되겠지요.

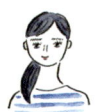

저희 애도 기상병으로 힘든 모양이에요. 가족이나 친구가 괴로워할 때 주변 사람들은 무엇을 해줄 수 있을까요?

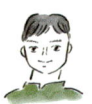

먼저 기상병의 존재를 알아주셨으면 합니다. 환자가 기상병 증상으로 괴로워 보일 때는 "혹시 기상병?" 하고 물어봐주시기 바랍니다. **기상병 치료에는 가족이나 친구 등 주변 사람들의 이해가 꼭 필요합니다.** 기상병에 따른 통증과 컨디션 난조로 휴직이나 퇴직하시는 분들도 계십니다. 다른 의료 기관에서 자율신경기능이상이라는 진단을 받고 치료를 받았지만 개선되지 않는 경우도 많이 봤습니다.

저는 기상병 치료가 잘돼 증상이 호전되어 복직하는 분들의 진단서에 "기상병이라는 명칭은 비록 정식 병명은 아니지만, 날씨가 변화하면 증상이 나타납니다", "비 내리기 전이나 환절기에 몸 상태가 나빠지기 쉽습니다"와 같이 기상병의 특징과 간단한 주의사항을 적고 있습니다.

최근에는 일터에서 근로자의 건강을 관리하는 산업의의 소개로 병원을 방문하는 케이스도 늘었습니다. **기상병의 증상과 고통을**

회사 측에서 이해해준다면 교대 시간을 조정하거나 여름휴가 대신 장마철에 휴가를 쓰는 식으로 대처할 수 있습니다. 그러면 회사에서도 인재를 유효하게 활용할 수 있어 생산성과 효율성이 높아지겠지요.

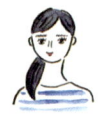

주변 사람들이 이해해주기만 해도 고통이 조금은 줄어들 것 같아요.

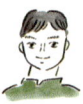

대체로 기상병 환자의 증상은 **우선 가능한 치료법과 셀프케어법을 시도해 → 전보다 몸을 움직일 수 있게 되면서 → 기상병 증상에 시달리는 일이 줄어드는** 과정을 거쳐 개선됩니다.

조금이라도 효과가 있는 치료법은 찾는 데 어렵지 않을 겁니다. 어쩌면 약 복용일 수도 있고 생활 습관 개선이나 몸과 마음의 관리일 수도 있지요. 환자에 따라 치료의 실마리는 다릅니다. 한번 회복의 톱니바퀴가 움직이기 시작하면 그 성공 체험 덕분에 생각이 더욱 긍정적으로 바뀝니다. 기상병을 케어하는 데도 능숙해지지요.

COLUMN

기상병 전문 외래 진료 개설

저희 병원에 기상병 전문 외래 진료를 개설한 지도 어느덧 6년이 지났습니다(2022년 7월 기준). 기상병 외래 진료에는 매일같이 다양한 증상에 시달리거나 주변 사람들의 이해를 받지 못해 고민하는 환자들이 수없이 방문합니다. 그분들께 기상병을 설명해드리면 "제 이야기를 이해해주는 사람은 처음이에요", "드디어 진단을 받네요" 하며 눈물을 글썽이기도 합니다. 그만큼 이해받지 못한다는 사실, 원인이 불분명하다는 사실은 환자에게 불안감과 고통을 안겨주지요.

기상병이 목·어깨 결림이나 자율신경·골격과 관련 있다는 사실을 발견하기까지, 그리고 치료를 해내기까지 저는 기나긴 여정을 거쳤습니다. 맨 먼저, 신경과에서 두통 외래 진료를 보던 저는 만성두통을 앓고 있으면 목·어깨 결림 증상이 나타난다는 사실을 발견했습니다. 그래서 두통 외래 진료에 더해 목·어깨 결림 외래 진료를 개설했지요. 그리고 목·어깨 결림 외래 진료에서는 목·어깨 결림에 시달리는 환자가 자율신경에 여러 이상 증상을 호소한다는 사실을 깨달았습니다. 이처럼 임상을 통해 자율신경 기능이상이 비정신적 요인으로도 발병함을 알게 되었습니다.

또한 만성두통이나 자율신경 이상으로 고통받는 환자는 현기증이나 권태감 등의 증상도 보이는데, 어쩐 일인지 대부분 날씨 변화를 싫어하고 집중호우나 태풍을 예측할 수 있는 분들이 많았습니다. 기상병 발견의 결정적인 계기가 된 일이었지요. 처음 이 관계성을 깨달았을 때 '서로 이어지는구나, 문제는 날씨였어' 하고 생각했습니다. 그리고 이렇게 고통에 시달리는 사람이 많다면 기상병 외래 진료를 개설해야겠다는 결론에 도달했습니다.

2016년 9월에 기상병 외래 진료를 개설하고 언론매체와 인터뷰 기회가 많아졌습니다. 더불어 기상병으로 병원을 찾는 환자도 늘었지요. 2022년 7월 기준으로 하루 20명 정도의 환자가 진료를 받습니다. 기상병 외래 진료가 차지하는 비율이 이전보다 높아졌고 지금은 10대 환자가 늘어나는 추세입니다. 아직 개선해야 할 부분이 많다고 느끼고 있습니다. 개선점을 모색하며 매일 진료를 이어가다 보면 더 나은 방향으로 나아가지 않을까 생각합니다. 그리고 기상병에 시달리는 분들에게 조금이라도 힘이 될 수 있기를 바랍니다.

PART

5

지금 당장
따라 할 수 있는
증상별 셀프케어

01 편두통

🔍 기상병과 편두통의 상관관계

편두통은 구역질이나 구토가 나고, 혈관이 박동하는 느낌이 들며, 몸을 움직이거나 소리·냄새·빛 자극이 느껴지면 통증이 심해지는 데다 진통제를 먹어도 잘 듣지 않는 고통스러운 질환입니다. **편두통 환자 중에는 날씨 변화를 예측하는 사람이 많고 증상이 가장 심해지는 시점은 비 내리기 전, 기압이 낮아질 때입니다.** 아울러 편두통의 고통 때문에 몸을 움직이지 못하고 온종일 자리에 누워있을 정도로 증상이 중한 환자도 많습니다.

약물로 편두통을 치료할 때는 진통제, 트립탄(편두통 치료약), 예방약 등의 선택지가 있습니다. 편두통 증상이 있는 기상병 환자 중에는 이 약들을 한 번쯤 사용해봤다는 분들이 많습니다. 하지만 일반적으로 **날씨 변화로 나타나는 편두통에는 그다지 효과가 없고 날씨 변화와 두통의 상관관계를 확인하지 못했다는 케이스도 있습니다.**

오령산이라는 한약(→ 109페이지)은 두통에 잘 들어 치료약으로 자주 쓰이며 효과도 확인된 바 있습니다. 편두통 증상이 있는 기상병 환자라면 오령산을 쓰는 방법도 검토해볼 수 있겠지요.

⊕ 편두통과 목·어깨 결림

저는 진찰할 때 편두통과 목·어깨 결림이 동시에 나타나는지 유심히 체크합니다. 편두통이 목이나 어깨에서 시작되는 경우에는 촉진했을 때 **목과 어깨에 통증, 결림, 좌우의 차이를 호소합니다.** 오른쪽 어깨가 아프면 오른쪽 머리에, 왼쪽 어깨가 아프면 왼쪽 머리에 통증이 나타납니다. 손가락으로 만져보면 대부분 알 수 있으므로 직접 자신의 목과 어깨를 만지며 확인해보시기 바랍니다.

⊕ 마사지

얼굴 주변 마사지

편두통을 케어할 때는 얼굴 주변을 마사지해 뭉친 근육을 풀어줍니다. 긴장성 두통 셀프케어법(→ 135페이지)을 병행하면 효과가 더 좋습니다.

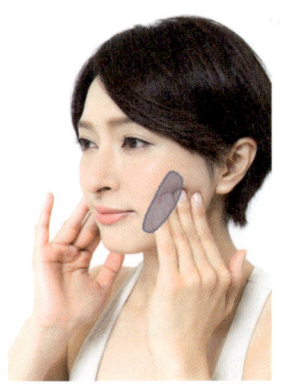

교근
이를 악물었을 때 단단해지는 턱 바깥쪽 근육입니다. 세 손가락을 사용해 광대뼈 아래를 안쪽에서 바깥쪽으로 쓸듯 가볍게 눌러줍니다.

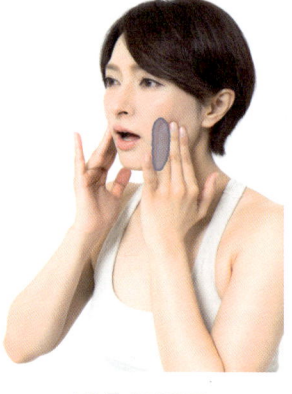

내측익돌근

볼에 세로로 뻗은 근육입니다. 세 손가락을 사용해 아래에서 위로, 위에서 아래로 가볍게 꾹꾹 누르며 이동합니다.

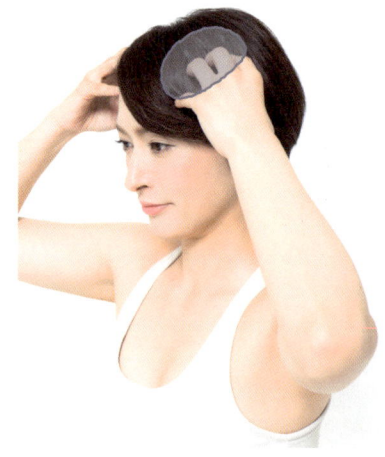

측두근

양손을 '갈퀴' 모양으로 만들어 귀 위쪽에서 관자놀이 방향으로 가볍게 마사지합니다.

💡 POINT

머리 양쪽에 있는 측두근은 스트레스를 받거나 긴장해 무의식적으로 이를 악물 때 뭉치기 쉬운 근육입니다. 양손 손가락을 살짝 접어 손을 '갈퀴' 모양으로 만든 다음 가볍게 마사지하며 풀어줍니다.

참고: 「국제두통질환분류 제3판」 일반사단법인 일본두통학회

02 긴장성 두통

🔍 머리를 쥐어짜는 듯한 통증이 이어진다

흔히 긴장성 두통은 편두통보다 증상이 가볍다고 여깁니다. 그러나 실제로는 지속시간이 길고 통증이 끊이지 않는 경우도 많아 딱히 편두통보다 증상이 가볍지는 않습니다.

긴장성 두통은 <u>머리를 쥐어짜듯 둔중한 통증이 좌우 고르게 나타난다는 점이 특징</u>입니다. 촉진을 통해 두개골 주변의 압통 유무를 확인하면서 통증 정도와 편두통과의 차이를 판단하지요. 두통 발생 빈도는 한 달에 10회 이상이 일반적인데, 기상병 환자는 이보다 더 자주 나타나는 경향이 있습니다.

긴장성 두통의 개선에는 <u>진통제 복용</u>이 비교적 효과가 있습니다. 시중에서 구할 수 있는 진통제의 종류가 다양한 만큼 선택지도 많습니다. 다만 오랜 기간 복용하면 점차 진통제가 듣지 않기도 합니다. 이럴 때는 마사지 같은 셀프케어 습관을 들여 통증을 줄이는 방법도 있습니다.

🔍 컴퓨터·스마트폰 장시간 사용은 NG!

긴장성 두통은 <u>목·어깨 결림이나 안정피로(정상적인 사람보다 빨리 눈의 피로를 느끼는 상태)</u>와 관련 있는 경우가 많습니다. 혈액순환이 나빠져 뇌에 산소가 부족한 상태지요. 목뒤에 있는 두판상근, 스트레스나 긴장 탓에 무의식적으로 이를 악물 때 뭉치기 쉬운 측두근(측두부), 이마를 덮고 있는 전두근(관자놀이) 위주로 마사지를 해 목·어깨 결림과 안정피로를 조금이라도 풀어주는 것이 좋습니다.

긴장성 두통은 오랜 시간 컴퓨터나 스마트폰을 사용하는 사람에게 자주 나타나며 최근 수년 사이 청년층 환자가 늘고 있다는 느낌이 듭니다. 앞으로도 재택근무를 시행하는 직장이 늘어남에 따라 이런 경향이 더욱 뚜렷해지리라 예상합니다.

마사지

머리 마사지

긴장성 두통의 주요 원인은 뇌의 산소부족입니다.
머리 마사지로 뭉친 근육을 풀어주고 뇌로 가는 혈액순환을 촉진합니다.

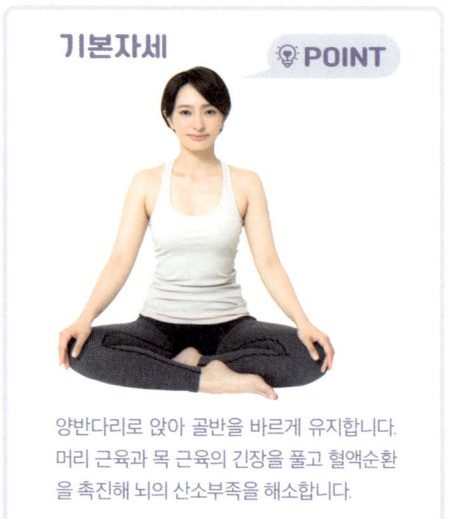

기본자세　POINT

양반다리로 앉아 골반을 바르게 유지합니다.
머리 근육과 목 근육의 긴장을 풀고 혈액순환을 촉진해 뇌의 산소부족을 해소합니다.

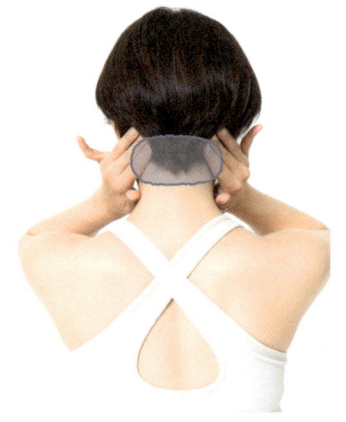

목뒤
머리에서 목으로 넘어가는 부위에 세 손가락
을 대고 손가락 끝으로 가볍게 마사지합니다.

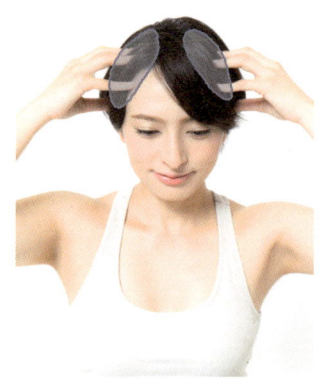

측두부
양손을 '갈퀴'(→ 134페이지) 모양으로
만든 다음, 귀 위쪽을 아래에서 위로 가
볍게 마사지합니다.

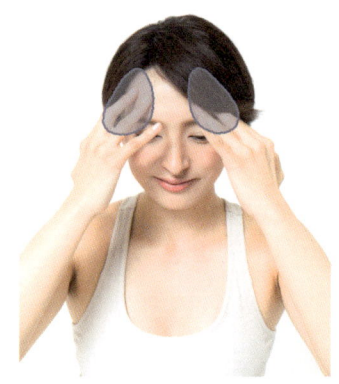

관자놀이
긴장성 두통에서 가장 통증이 있는 부위
입니다. 손가락을 펴고 작게 원을 그리듯
마사지합니다.

참고: 「국제두통질환분류 제3판」, 일반사단법인 일본두통학회

03 현기증

➕ 회전성 현기증과 비회전성 현기증

현기증은 크게 **회전성 현기증과 비회전성 현기증**으로 나뉩니다.

'회전성 현기증'은 귀(특히 내이)와 연관이 있습니다. 대체로 강한 어지럼이 나타나고 몸을 움직이면 증상이 심해지는 편이지요. 주로 이비인후과 검사를 통해 진단합니다.

한편 '비회전성 현기증'은 부동성(浮動性) 현기증이라는 별칭처럼 '몸이 둥실둥실 떠있는 느낌', '땅이 흔들리는 느낌' 등으로 묘사됩니다. 비회전성 현기증의 원인은 귀가 아닌 탓에 정확한 진단을 내리기가 어렵다는 특징이 있습니다. 빈혈, 저혈압, 기립조절장애(→ 18페이지)에서 기인하기도 하지요. 뇌에 심각한 문제가 있을 수도 있으니 뇌 MRI 검사를 한번 받아보는 것도 좋겠습니다.

기상병 환자가 경험하는 현기증은 비회전성 현기증이 압도적으로 많습니다.
현기증은 이비인후과에서 전문적으로 진료합니다. 이비인후과에서 치료해도 그다지 효과가 없을 때는 다른 진료과에서도 마땅한 치료법을 찾지 못해 그대로 갈 곳을 잃고 마는 일도 있습니다.

⊕ 현기증에 잘 듣는 치료약과 한약

현기증 치료약으로는 항현기증제(베타히스틴메실, 디페니돌), 뇌 순환 개선·대사 부활제(아데노신삼인산나트륨), 비타민 B_{12}(메코발라민)가 널리 쓰입니다. 한약도 효과가 있는데 오령산 외에도 영계출감탕, 반하백출천마탕이 잘 듣습니다.

현기증 증상을 완화하는 셀프케어법으로는 다음과 같은 스트레칭을 추천합니다. 몸에 무리가 가지 않도록 조금씩 연습해보시기 바랍니다.

⊕ 스트레칭

목뒤 스트레칭

목과 상반신을 스트레칭해 현기증을 해소합니다.
목뒤 근육의 수축을 의식하면서 따라 해 보세요.

1

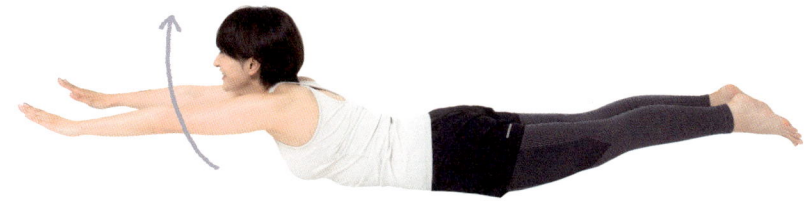

바닥에 엎드려 만세하듯 양팔을 뻗습니다. 머리와 양다리를 들어 올려 목뒤 근육이 수축하는 것을 의식하면서 상반신을 일으킵니다.

2

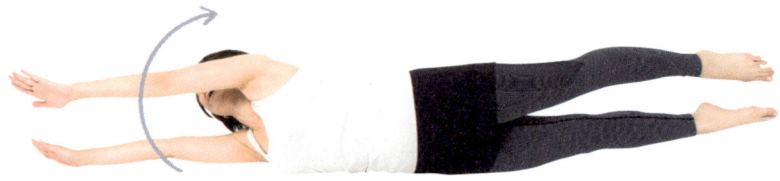

숨을 들이쉬는 동안 코어를 의식하며 몸을 오른쪽으로 약 45도 회전시킵니다. 그 상태로 수 초간 유지합니다. (반대쪽도 동일하게 실시합니다.)

3

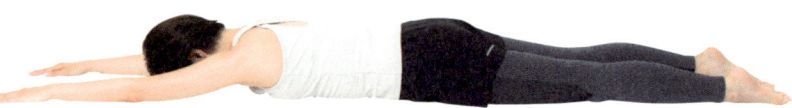

'후' 하고 숨을 내쉬면서 엎드린 자세로 돌아옵니다. 머리를 내리고 온몸의 힘을 뺍니다.

▶▶▶ **함께 하면 더 효과적인 셀프케어법**
머리 마사지(→ 136페이지), 머리·귀 마사지(→ 183페이지)

04 이명

🔍 이명이 나타나는 세 가지 패턴

이명의 원인은 다음 세 가지 패턴으로 나눌 수 있습니다.

① 청력에 문제가 있을 때

주로 이비인후과 진료를 통해 발견됩니다. 돌발성 난청의 경우 가벼운 청력 저하만 있다면 환자 본인이 자각하지 못하기도 합니다. 청력 저하와 현기증이 함께 나타날 때는 메니에르병이 의심됩니다.

② 청력에 문제가 없을 때

원인이 확실하지 않은 경우가 많습니다. 낮은 혈압으로 이명 증상이 나타나기도 합니다. 저혈압과 관련이 있다면 서있을 때 이명이 더욱 심해집니다. 선 자세에서는 혈압이 떨어지기 쉽기 때문이지요. 또한 턱관절(턱 주변)이 결리거나 통증이 느껴진다면 이 악무는 습관이 원인일 수 있습니다. 좌우 귀로 들리는 이명에 차이가 있고 청력에 문제가 없다면 여기에 해당할 가능성이 큽니다.

③ 청각과민 상태일 때

통각, 촉각, 후각 역시 예민해집니다. 대체로 교감신경이 우세한 상태지요. 무언가에 집중하거나 다른 곳에 정신을 빼앗기면 이명을 느끼지 못한다는 특징이 있습니다.

턱 주변 결림, 이 악무는 습관도 이명의 원인

기상병 환자는 ②처럼 청력에 문제가 없고 촉진에서 턱 주변에 소견(압통이나 좌우 차)이 있는 경우가 많습니다. ①과 ③이 차지하는 비율은 ②보다 적으며, 서로 비슷한 빈도로 나타납니다.

마사지

얼굴과 턱 주변 마사지

얼굴 전체와 턱 아래 마사지로 근육을 풀어줌으로써 이명을 케어합니다. 이명의 원인 중 하나인 이 악무는 습관을 방지하는 데도 도움이 됩니다.

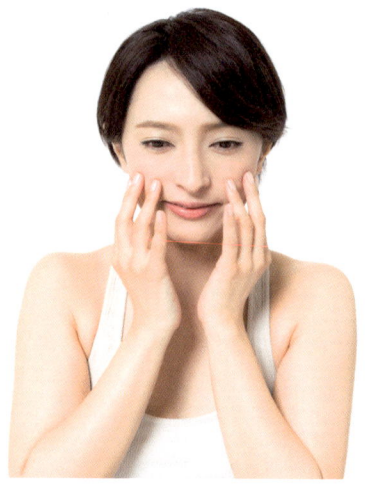

얼굴 전체

2~4개의 손가락으로 가볍게 눌러 얼굴 전체를 골고루 마사지합니다.

POINT

얼굴 옆쪽에서 시작해 이마, 볼 등으로 이동하면서 손가락으로 가볍게 누른다는 느낌으로 구석구석 마사지합니다. 이때 너무 세게 누르지 않도록 주의합니다.

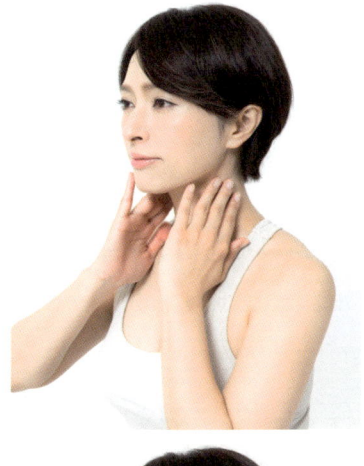

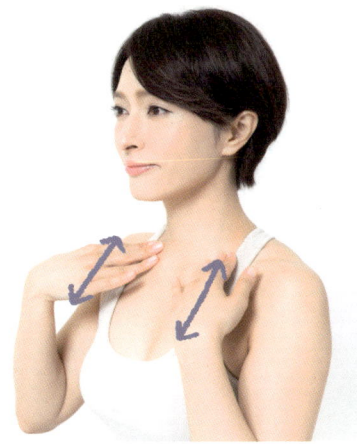

턱 아래

손가락을 사용해 위에서 아래로, 아래에서 위로 아주 가볍게 30초 정도 마사지해 노폐물을 쇄골까지 흘려 보냅니다.

▶▶▶ **함께 하면 더 효과적인 셀프케어법**
머리 · 귀 마사지(→ 183페이지)

05 목·어깨 결림

목·어깨 결림의 원인은 잘못된 자세

무거운 머리를 지탱하는 목과 어깨는 부하가 크게 걸리는 부위인데, 고개를 아래로 향한 채 생활하는 현대인의 목과 어깨는 한층 더 큰 부하를 견디고 있습니다. 목·어깨 결림의 원인인 **라운드숄더와 척추후만증은 소흉근(어깨부터 가슴에 걸쳐 분포한 근육)이 오그라들면서 견갑골이 바깥쪽으로 당겨져** 나타납니다. 목·어깨 결림은 기상병에서 비교적 흔히 볼 수 있는 증상으로, 치료하면 두통, 현기증, 전신 권태감도 자연스레 호전됩니다.

다만 목에 통증이 있거나 저릿한 느낌이 든다면 정형외과 진료를 받고 경추 엑스레이 검사, 필요하다면 경추 MRI 검사까지 받아보는 것을 추천합니다. 팔이 저릴 때는 목에 경추증이나 경추추간판탈출증 등과 같은 문제가 있을 수 있습니다.

스트레칭·마사지

사각근·흉쇄유돌근 스트레칭

사각근은 목 옆쪽의 근육, 흉쇄유돌근은 귀 뒤부터 쇄골로 이어지는 근육입니다.
두 근육을 스트레칭해서 목과 어깨의 피로와 뻐근함을 풀어줍니다.

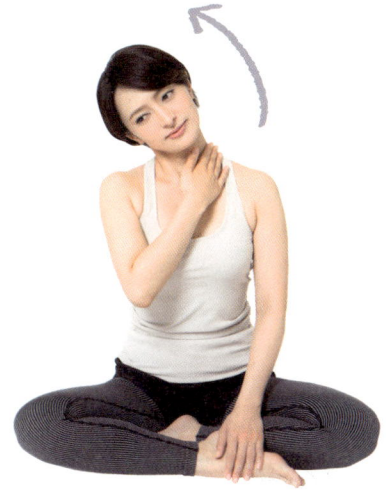

골반을 세우고 양반다리를 합니다. 오른손으로 왼쪽 사각근을 누르며 목을 오른쪽으로 기울입니다.

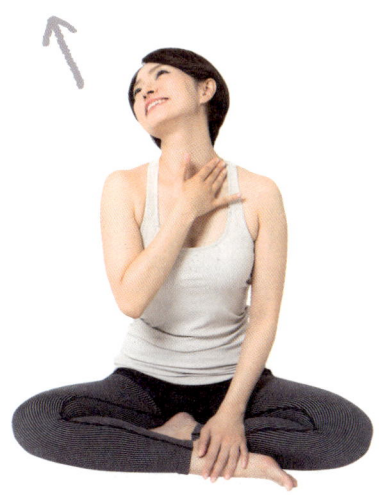

이번에는 대각선 위를 보듯 목을 젖혀 흉쇄유돌근을 스트레칭합니다. (반대쪽도 동일하게 실시합니다.)

소흉근 마사지

소흉근을 풀어주면 쇄골 아래의 혈액순환이 촉진되고 견갑골이 조정됩니다.
힘을 빼고 호흡하며 편안하게 근육을 풀어줍니다.

1

20초 유지

공은 어깨 안쪽에 댑니다.

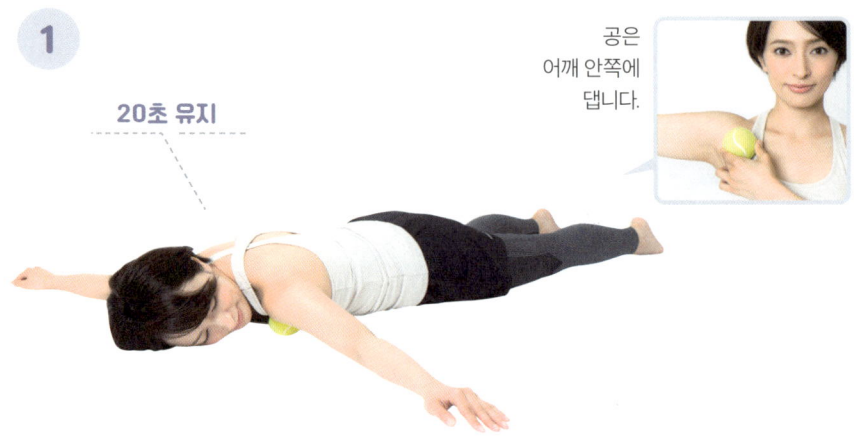

양팔을 벌리고 얼굴을 옆으로 한 채 엎드립니다. 좌우 쇄골 아래에 테니스공을 놓고 몸에 힘을 뺍니다. 그대로 20초 유지합니다.

2

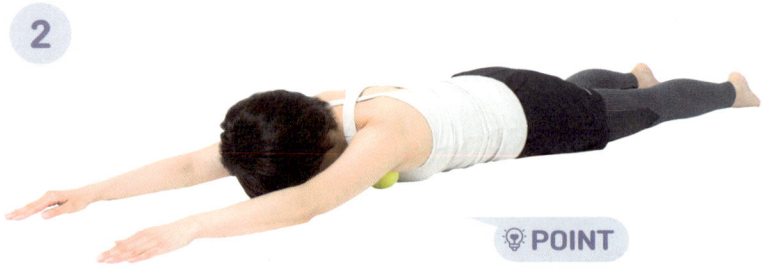

20초 뒤 양팔을 만세 하듯 위로 올립니다. 호흡을 하며 편안한 마음으로 소흉근을 풀어줍니다.

POINT

두 개의 테니스공을 동시에 놓고 균형 잡기가 어려우면 한쪽씩 실시해도 무관합니다. 테니스공은 잘 미끄러지지 않고 적당히 단단한 것이 좋습니다.

06 전신 권태감·피로감

🔍 원인 불명의 권태감에는 서둘러 대책을

전신 권태감·피로감은 원인을 진단하기가 어렵습니다. 이런저런 검사를 해봐도 원인을 찾지 못할 때가 있지요. 전신 권태감·피로감의 증상은 처음에는 가볍게 나타나지만 시간이 갈수록 쌓이는 경향이 있습니다. 따라서 적절한 대책을 세워야 합니다. 전신 권태감이 있는 사람은 대사기능이 약해져 있는 상태이므로 **장 온도를 높여 대사를 활발하게** 해주어야 합니다. 제가 추천하는 운동요법의 목적은 '대사를 높이고 장의 위치와 운동을 원래 상태로 되돌리는 데' 있습니다.

한편 자율신경의 교란으로 전신 권태감이 나타나기도 합니다. 교감신경 혹은 부교감신경 중 어느 한쪽이 우세해져 밸런스가 무너졌을 때 관찰되지요. 컴퓨터나 스마트폰을 장시간 사용하면 정보 과다 상태에 빠져 뇌가 지치고, 뇌의 피로는 온몸의 피로로 확대되므로, **뇌를 쉬어 몸의 회복을 도모하는 것**이 중요합니다.

🔍 장을 따뜻하게 하여 온몸을 건강하게

장 온도는 몸 전체의 건강에 관여합니다. 골반 내 혈액과 림프액의 흐름이 개선되면 장이 따뜻해져 정상 기능을 회복합니다. 먼저 스트레칭, 맨손체조 등으로 온몸을 움직여보세요. 햇볕을 쬐면서 산책하는 것도 효과가 있습니다. 온몸 혈액순환 개선 운동은 체내 산소순환도 좋게 해 뇌의 피로 해소를 돕고 뇌에 산소를 보내 열을 식히는 효과도 있어서 운동 중에는 호흡을 멈추지 않도록 합니다.

🔵 마사지

장·골반 내 마사지

늑골 아래에 있는 복직근을 풀어주어 혈액순환을 촉진하고 장 기능을 활성화합니다. 골반 안쪽의 대요근, 소요근, 장골근 마사지는 요통을 예방하는 데도 효과가 있습니다.

1

양반다리로 앉은 뒤 늑골 아래를 네 손가락으로 꾹 눌러 복직근을 마사지합니다.

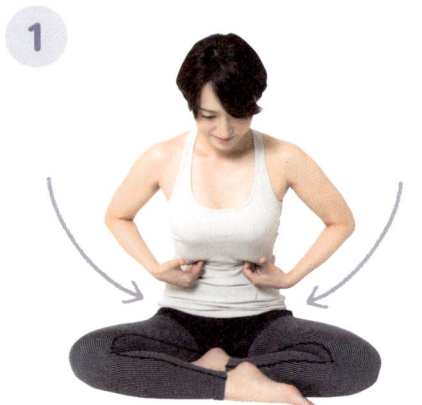

💡 POINT

허리를 조금 굽힙니다.

허리를 살짝 굽히면 손가락이 쉽게 들어갑니다.

2

💡 POINT

복직근을 풀어주면 횡격막의 움직임도 부드러워집니다. 횡격막의 움직임이 개선되면 자연스레 호흡이 깊어져 자율신경의 전환이 더 수월하게 이루어집니다.

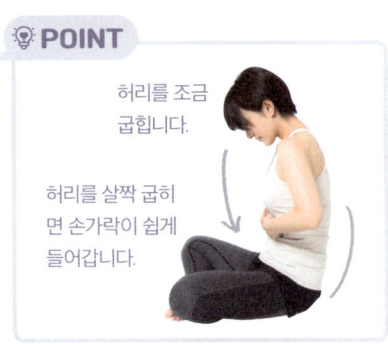

골반을 잡고 네 손가락으로 골반 안쪽을 눌러 대요근, 소요근, 장골근을 마사지합니다.

07 전신통증

🔍 원인을 특정할 수 없는 요통

몸이 복잡한 움직임을 완수하려면 관절이 제 역할을 해내야 합니다. 관절의 통증은 주로 관절의 변성이나 염증으로 발생하지만 원인이 명확하지 않을 때도 많습니다.

요통은 엑스레이 검사나 MRI 검사를 거치면 통증의 원인, 예컨대 요추추간판탈출증, 요추 변형(골다공증 포함), 척추관협착증 등을 파악할 수 있습니다. 그러나 실제로는 원인을 특정할 수 없을 때가 많은데 이러한 요통을 **비특이적 요통**이라고 부릅니다. 비특이적 요통은 전체 요통의 70~80%에 달합니다. 갑자기 무리하게 몸을 움직였을 때 나타나는 급작스러운 허리 통증 역시 그중 하나지요.

요통은 고관절의 움직임과도 관련이 있어 장시간 엉거주춤한 자세로 있거나 근력 저하, 냉증 등에서 기인하기도 합니다.

🔍 만성통증은 날씨 변화로 악화된다

무릎은 다리를 굽히고 펴는 동작, 좌우로 움직이는 동작 등 복잡한 운동을 담당합니다. 아울러 무릎보다 위에 있는 몸의 무게를 지탱하기 때문에 항상 큰 부하가 걸리는 신체 부위입니다.

무릎의 통증은 무릎 자체에 원인이 있는 경우와 그렇지 않은 경우로 나뉩니다.

무릎 자체가 원인인 통증은 무릎을 구성하는 **조직에 손상(운동할 때, 넘어졌을 때), 변성(퇴행성관절염), 염증(류마티스관절염)이 발생했을 때 나타납니다.** 반면 무릎 이외의 원인으로는 O자형 다리, ×자형 다리, 고관절 질환, 무지외반증, 비만 등을 들 수 있습니다.

관절·허리·무릎에 만성통증을 앓고 있거나 앓은 적이 있다면 날씨 변화에 따른 증상 악화를 심심찮게 경험합니다. 기압 차, 기온 차, 습도 차 모두 증상에 관여합니다.

⊕ 통증 예방법

통증 예방 대책 포인트

몸에서 일어나는 여러 통증을 완화하는 데는 좋은 생활 습관도 중요합니다. 부담 없이, 지속적으로 실천할 수 있는 통증 예방 대책의 포인트를 소개합니다.

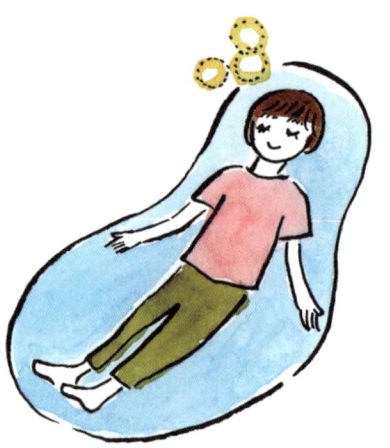

① 안정 유지하기

기지개를 켜거나 마사지를 하면 효과가 있습니다. 무리하지 말고 아프지 않은 정도로 움직이는 편이 좋습니다.

② 차갑게 하기

열감이나 부기가 있을 때 효과가 있습니다. 얼음, 냉수, 차가운 수건을 활용한 찜질도 도움이 됩니다.

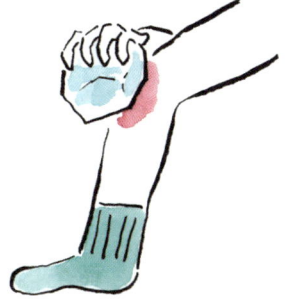

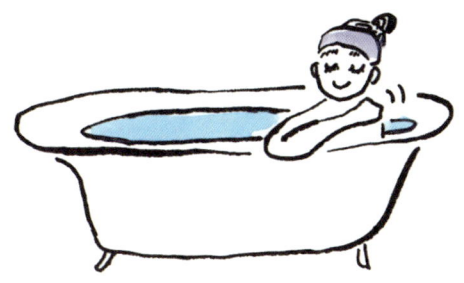

③ 따뜻하게 하기

욕조에 들어가 가볍게 움직이는 것도 효과적입니다. 따뜻한 상태에서 몸을 움직이면 혈액순환이 좋아져 노폐물이 제거됩니다.

④ 호흡은 기본

기상병 환자는 통증으로 온몸에 힘이 들어가 있으므로 대체로 호흡이 깊지 않습니다. 하지만 통증이 있을 때야말로 호흡법에 신경을 써야 합니다.

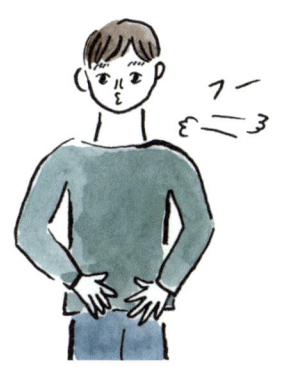

▶▶▶ **함께 하면 더 효과적인 셀프케어법**
척추 스트레칭(→ 188~189페이지)

08 저혈압

기압이 낮아지면 혈압도 낮아진다

저혈압은 두통, 현기증, 어지럼증, 가슴 두근거림 등의 증상이나 다양한 몸의 이상, 가령 몸에 힘이 들어가지 않고 식사 후 컨디션이 나빠지며 우울감에 빠지기 쉽고 의욕이 생기지 않는 상태의 원인입니다. 고혈압은 뇌혈관질환, 심근경색, 동맥경화 등을 일으킬 위험이 있으므로 의사에게 치료를 받도록 안내합니다. 그러나 저혈압은 "혈압이 낮네요" 하는 내과의의 말 한마디로 그칠 때가 많고 치료약도 손가락으로 헤아릴 정도로 적습니다. 저혈압의 고통을 제대로 이해하는 데는 아직 시간이 더 필요해 보입니다.

저는 기상병 환자분들께 "**저기압과 저혈압은 연동되어 있습니다. 저혈압 증상이 있다면 기압이 낮아졌을 때 혈압도 함께 낮아지는 경향**이 있습니다" 하고 설명합니다. 반면 고혈압 환자의 혈압은 기압이 변동해도 그다지 변화하지 않습니다.

저혈압 환자분들께는 집에서 직접 혈압을 측정하도록 안내합니다. 그러면 혈압이 낮을 때 몸 상태가 나빠지고 기압이 낮을 때 혈압이 낮아진다는 사실을 알 수 있습니다. 평소에는 수축기 혈압(혈압을 잴 때 높은 쪽의 수치)이 90~100mmHg 전후지만 기압이 낮아지면 70~80mmHg까지 떨어지는 일도 종종 있습니다. 이런 상태라면 컨디션이 나빠지는 것도 당연하지요.

⊕ 자율신경이 교란되면 혈압도 들쑥날쑥

혈압의 제어는 자율신경과 관련이 있습니다. 교감신경은 혈압을 높이고 부교감신경은 혈압을 낮추지요. 따라서 **자율신경이 교란되면 혈압 역시 교란되기 쉽습니다.** 자율신경 교란의 요인인 날씨 변화와 혈압 사이에는 깊은 관계가 있는 셈이지요.

⊕ 저혈압 개선법

저혈압 개선의 포인트

다음 방법을 매일 지속하는 것이 저혈압 예방 대책의 포인트입니다.
운동 강도를 높이면 심폐기능이 좋아져 증상 개선으로 이어집니다.

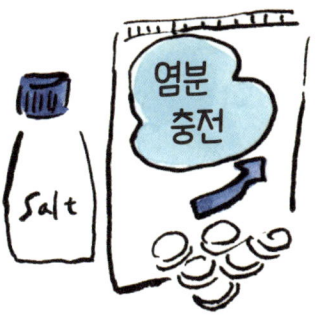

① 적정량의 염분 섭취하기

하루 20~30g이 적정합니다. 음식이나 식염 등을 통해 틈틈이 염분을 섭취하도록 합니다.

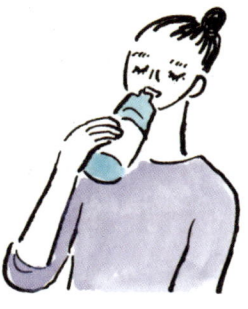

② 틈틈이 수분 보충하기

우리 몸은 하루 2L의 수분이 필요합니다. 땀이 나기 쉬운 계절에는 특히 수분 섭취에 신경 씁니다.

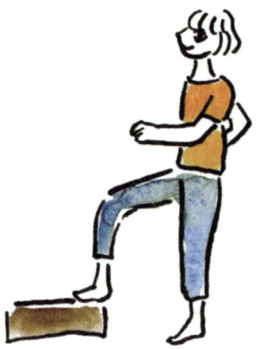

③ 적당한 운동이나 스트레칭하기

종아리를 단련하는 근력운동(발판 오르내리기 등)이나 수영을 추천합니다.

④ 충분한 수면 취하기

수면이 부족하면 혈압이 불안정해져 자율신경 전환 스위치가 잘 작동하지 않습니다.

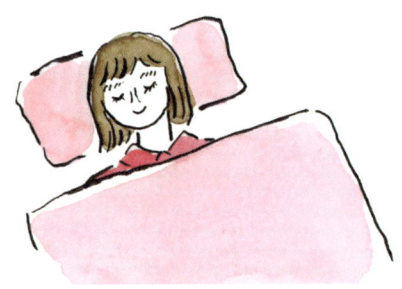

⑤ 일어설 때 주의하기

저혈압 환자는 일어섰을 때 어지럽거나 현기증 증상이 나타나기 쉬우므로, 벽이나 책상을 지지대 삼아 천천히 일어나는 습관을 들입니다.

09 불면증

⊕ 수면 부족이 이어지면 수면 부채가 쌓인다

기상병이나 자율신경 교란에 시달리는 환자는 입면 장애, 다시 말해 잠자리에 들어도 좀처럼 잠을 이루지 못하는 증상을 종종 호소합니다. 잠들기까지 걸리는 시간이 길어질수록 이른바 수면 부채가 쌓이고 수면의 질도 떨어집니다. '수면 부채'란 지속적인 만성 수면 부족으로 수면 빚이 축적되어 몸과 마음의 건강에 지장을 주는 상태를 말합니다.

⊕ 질 좋은 수면을 위한 포인트

수면은 양뿐만 아니라 질도 중요합니다. 질 좋은 수면은 세포재생 역할을 담당하는 성장호르몬을 생산합니다. 수면의 질을 높이기 위한 포인트는 **체내시계의 작동 원리를 이해해 자율신경 스위치가 쉽게 전환되도록 하는 것**입니다. '낮에 활동하고 밤에 휴식을 취하는' 생활 리듬을 만들기 위해 인간의 몸에는 다양한 기능이 갖추어져 있습니다. 아침·낮·밤 시간을 비롯해 하루를 건강하게 보내는 방법을 궁리해 능숙하게 자기 관리를 하도록 합니다.

① 호르몬과 시간

잠자는 동안에는 부교감신경이 우세한 상태여야 합니다. 그러려면 질 좋은 수면을 촉진하는 호르몬인 멜라토닌의 분비가 필요하지요. 아침 햇볕을 쬘 때 활성화되는 세로토닌은 수면 호르몬인 멜라토닌의 재료가 됩니다.

② 심부체온

인간의 체온에는 표면 체온과 심부체온 두 가지가 있습니다. **심부체온이 낮아지는 시점에 수면이 촉진됩니다.** 불면증 대책 중에는 목욕이나 운동을 통한 심부체온의 변화를 이용하는 방법도 있습니다.

⊕ 스트레칭

Step 1 아침의 자기 관리

고관절 주변을 움직여 온몸의 혈액순환을 촉진합니다.
아침에 눈뜨면 먼저 햇볕을 쬔다거나 아침 식사를 하는 식으로 생활 습관에도 신경 씁니다.

1

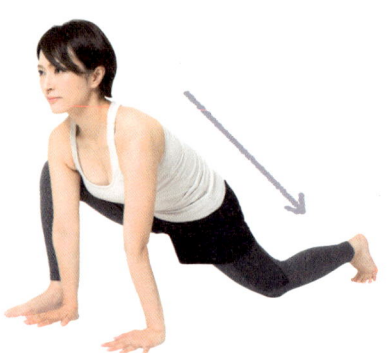

💡 **POINT**

배에 힘을 주고 코어를 의식하면서 골반과 바닥의 평행을 유지합니다.

양손·양 무릎을 바닥에 짚습니다. 오른손 바깥쪽에 오른발을 놓고 척추를 곧게 유지합니다.

2

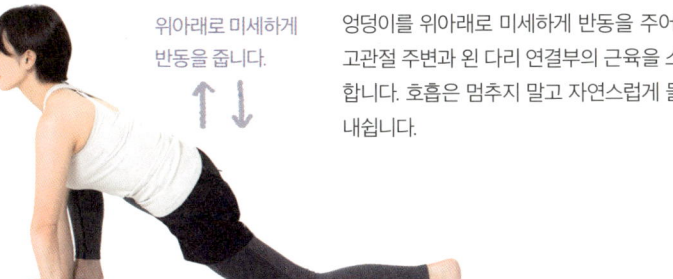

위아래로 미세하게 반동을 줍니다.

엉덩이를 위아래로 미세하게 반동을 주어 오른쪽 고관절 주변과 왼 다리 연결부의 근육을 스트레칭합니다. 호흡은 멈추지 말고 자연스럽게 들이쉬고 내쉽니다.

3

오른 무릎을 살짝 앞으로 내밉니다. 호흡을 들이쉬며 상반신을 왼쪽으로 돌리고 척추를 비틀며 스트레칭합니다.

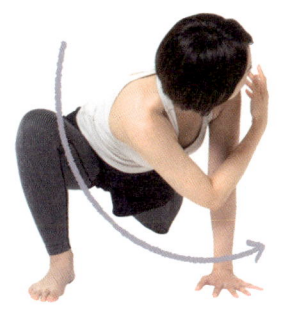

4

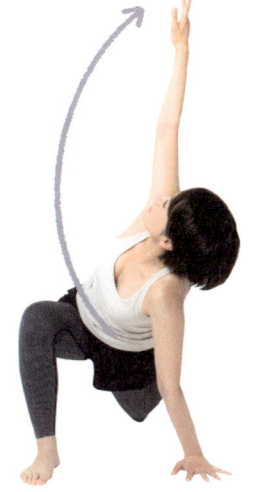

이어 왼손을 바닥에 댄 상태에서 오른손을 위로 들어 가슴을 엽니다. (반대쪽도 ①부터 동일하게 실시합니다.)

Step 2 낮의 자기 관리

업무와 집안일 틈틈이 가벼운 스트레칭으로 몸을 움직여줍니다.
흉추를 움직여 틀어진 자세를 바로잡고 깊은 호흡을 유도합니다.

1

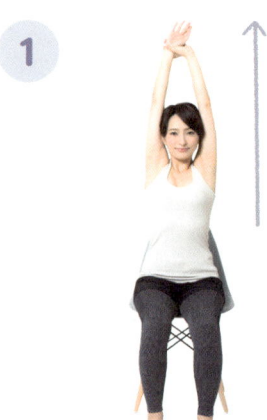

의자에 앉아 양팔을 위로 듭니다. 왼손으로 오른 손목을 잡고 위로 당깁니다.

2

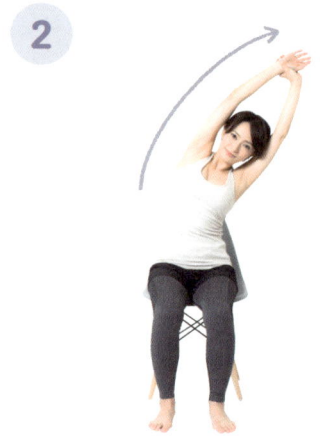

손목을 당기면서 상반신을 왼쪽으로 기울입니다. 이때 엉덩이가 의자에서 뜨지 않도록 주의합니다.

3

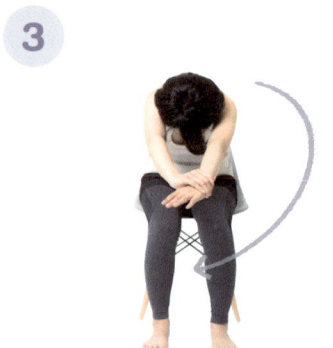

②의 자세에서 상반신을 크게 돌려 정면을 향한 후 손을 바꿔 쥡니다.

4

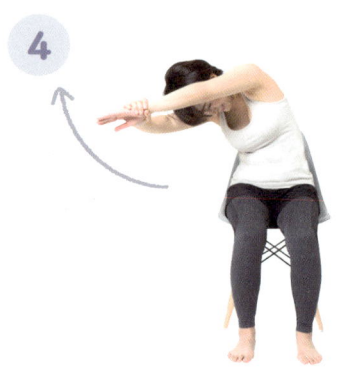

손목을 당기면서 상반신을 오른쪽으로 돌려 ①의 자세로 돌아옵니다. (반대쪽도 동일하게 실시합니다.)

Step 3 밤의 자기 관리

목욕을 마친 뒤 척추를 바로잡는 동작을 해주면 혈액순환이 촉진되어 체온이 올라갑니다. 질 좋은 수면을 위한 최고의 방법은 스트레칭 후 체온이 약간 내려가는 시점에 잠자리에 드는 것입니다.

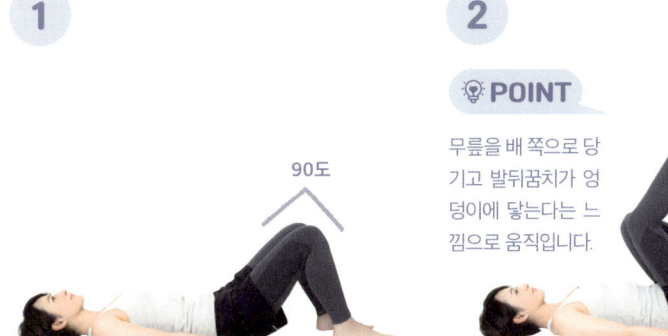

1

바르게 누운 상태에서 다리를 허리 너비만큼 벌립니다. 이때 무릎의 각도는 90도입니다. 편안하게 심부 근육을 풀 준비를 합니다.

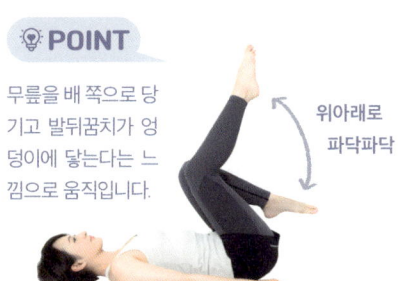

2

💡 POINT
무릎을 배 쪽으로 당기고 발뒤꿈치가 엉덩이에 닿는다는 느낌으로 움직입니다.

위아래로 파닥파닥

코어를 의식하며 양다리를 든 뒤 무릎 이하를 위아래로 움직입니다.

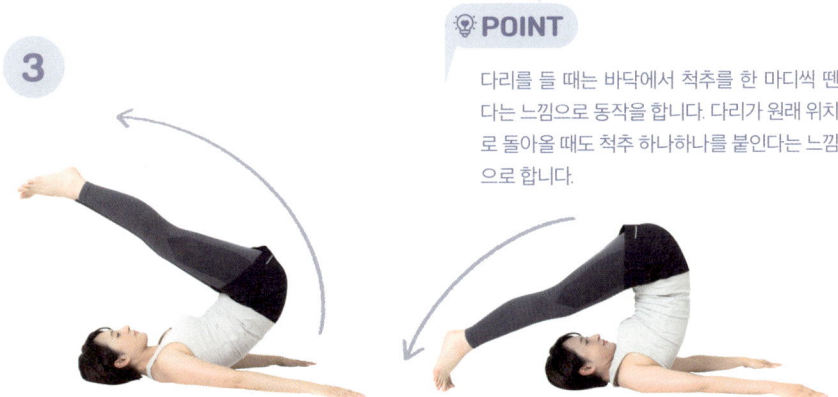

3

💡 POINT
다리를 들 때는 바닥에서 척추를 한 마디씩 뗀다는 느낌으로 동작을 합니다. 다리가 원래 위치로 돌아올 때도 척추 하나하나를 붙인다는 느낌으로 합니다.

무릎을 펴고 숨을 내쉬면서 양다리를 머리 쪽으로 들어 올린 뒤 발끝으로 바닥을 짚습니다. 이 상태로 수 초간 유지한 다음 천천히 ①의 자세로 돌아옵니다.

10 불안증 · 억울증 · 마음의 증상

⊕ 마음의 증상은 몸의 증상으로 이어진다

불안증, 억울증 등과 같은 마음의 증상은 '정신 건강 계통'으로 묶어 부를 수 있습니다. 저는 항상 정신 건강(마음)과 신체 건강(몸)의 연관성을 생각합니다. '몸과 마음은 하나'라는 말이 있듯, 이 둘을 분리하기란 쉽지 않습니다. <u>정신 건강에 영향을 미치는 스트레스는 몸의 증상으로도 이어집니다.</u> 반대도 마찬가지입니다. 제가 불안증이나 억울증을 호소하는 환자에게 설명하는 내용이지요.

⊕ 정신적인 스트레스를 받으면 증상이 복잡해진다

두통이나 목·어깨 결림에 직장, 개인적인 인간관계 등에서 받는 정신적인 스트레스가 더해지면 증상은 더욱 복잡해집니다. 신체적인 증상의 원인이 불분명한 탓에 정신적인 부분에 초점이 맞춰지기 쉽지요. 따라서 저는 기상병 환자를 진찰할 때 "무엇을 할 때 즐거우신가요?" 하고 일부러 아무 관련이 없는 이야기를 꺼내 일단 증상에 관한 생각을 떨치도록 합니다. <u>환자가 겪고 있는 다양한 증상의 주된 요인은 정신적인 문제가 아니라, 날씨 변화나 자율신경의 교란으로 나타나는 몸의 반응입니다.</u>

기상병은 이들 증상에 고통을 더하곤 합니다. **자신의 증상에 너무 신경을 쏟기보다는 심호흡을 통해 마음을 편안하게 가다듬거나 좋아하는 일에 몰두해보시기 바랍니다.** 기분이 가라앉을 때는 산책에 나서보는 것도 좋겠지요. 가벼운 운동은 기분을 전환해주고 온몸에 신선한 산소를 공급합니다.

자율신경에 교란을 일으키는 생활환경에서는 마음에 걸리는 부하도 커집니다. 정신 건강을 지키려면 충분한 수면 시간 확보, 지나친 당 섭취나 편식 자제 등의 생활 습관을 정하고 규칙적으로 실천해야 합니다. 사람들과 이야기를 나누거나 아로마 세러피를 활용하는 방법도 추천할 만합니다.

⊕ 스트레칭 · 호흡법

스트레스를 해소하는 호흡법

심한 불안증이나 억울증에 시달리는 환자는 호흡이 얕고 빠른 경향이 있습니다.
스트레스를 해소하는 데 도움이 되는 호흡법을 소개합니다.

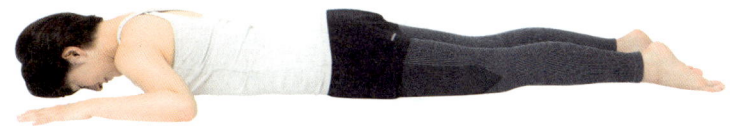

엎드린 상태에서 팔꿈치를 굽히고 손바닥으로 얼굴 옆을 짚습니다.

2

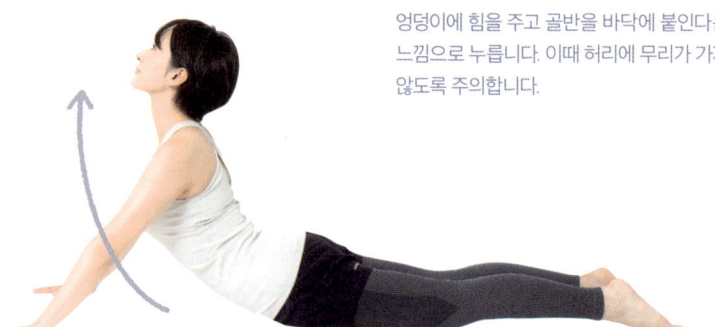

POINT
엉덩이에 힘을 주고 골반을 바닥에 붙인다는 느낌으로 누릅니다. 이때 허리에 무리가 가지 않도록 주의합니다.

숨을 내쉬면서 팔꿈치를 조금씩 펴고 동시에 머리를 들어 올려 상체를 뒤로 젖힙니다. 가슴(쇄골)을 열고 어깨가 올라가지 않도록 견갑골을 내립니다.

3

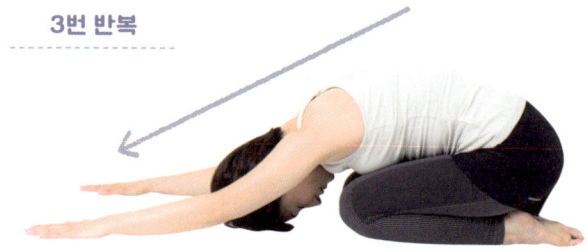

3번 반복

팔꿈치를 편 채 머리를 바닥에 붙이고 무릎을 꿇습니다.
등에 긴장을 풀고 자연스럽게 호흡하며 휴식합니다. ①~③을 3번 반복합니다.

11 냉증

⊕ 냉증의 원인과 네 가지 유형

냉증은 혈액순환에 문제가 생겼을 때 발생하는 증상입니다. 인간은 생명 활동을 유지하기 위해 온몸의 혈액을 순환시켜 체내 열을 유지합니다. 다양한 장기가 모여있는 몸통에는 우선적으로 열이 공급되지만 심장에서 멀리 떨어진 손발은 후순위로 밀려납니다.

체온조절에는 자율신경이 깊이 관여하고 있습니다. **교감신경이 우세한 상태가 이어지면 혈관이 수축해 냉증이 발생하기 쉽습니다.** 자율신경의 교란 외에도 기초대사 저하, 근력 저하, 식생활 리듬의 교란, 철분 부족 등도 냉증의 원인이 됩니다.

냉증에는 다음의 네 가지 유형이 있습니다.

① **사지말단형:** 손발이 찹니다. 주로 젊은 여성에게 나타난다고 알려져 있지요.
② **하반신형:** 좋지 않은 자세, 오랜 시간 책상에 앉아있는 근무 형태 등이 주요 원인이며 골반의 불균형과도 관련이 있습니다.
③ **내장형:** 장으로 흘러가는 혈류가 줄어 장 온도가 내려가면서 증상이 나타납니다. 주로 정신적인 스트레스나 자율신경 교란과 관련이 있습니다.
④ **전체형:** 온몸이 찹니다. 증상이 더 심해질 가능성이 있습니다.

몸이 찬 증상 외에 설사를 비롯한 위의 이상, 손발 저림, 목·어깨 결림, 두통, 권태감, 미열 등의 증상을 보이기도 합니다. 미열이 나는 이유는 사지가 차가워진 탓에 몸통으로만 열이 몰려 열감이나 안면 홍조가 나타나면서 체온이 올라가기 때문입니다.

냉증을 개선하는 다섯 가지 생활 습관

① **호흡:** 복식호흡을 하면 부교감신경이 우세해져 혈액순환이 개선됩니다.
② **목욕:** 10~15분 동안 38~40℃의 미온수에 목까지 몸을 담그고 있으면 효과가 있습니다(반신욕도 좋습니다).
③ **운동:** 땀이 날 정도의 걷기 운동이나 가벼운 조깅은 혈액순환 개선에 도움이 됩니다. 한 정거장 일찍 내려 걷기, 계단 이용하기 등 생활 속에서 실천할 수 있는 방법을 고민해봅시다.
④ **식사:** 생강, 파, 마늘, 뿌리채소류 등을 섭취하여 몸을 따뜻하게 합니다.
⑤ **물과 음료:** 몸이 열을 잃지 않도록 상온의 음료 혹은 따뜻한 음료를 추천합니다. 카페인 함유량이 많은 커피와 녹차는 몸을 차게 할 수 있으니 주의해야 합니다. 아침에 일어나 뜨거운 물을 한 잔 마시면 장 온도가 올라가 기초대사가 좋아지고 위의 활동이 활발해집니다. 변비 해소, 독소 제거에도 효과가 있습니다.

🩺 마사지

혈액순환을 돕는 마사지 <상반신>

마사지로 뭉친 근육을 풀어주면 혈액순환이 원활해지고 냉증이 개선됩니다.
부종 셀프케어법과 병행하면 더 효과가 좋습니다.

1

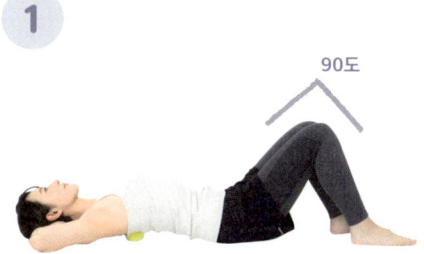

바르게 누운 상태에서 다리를 허리 너비만큼 벌립니다. 이때 무릎의 각도는 90도입니다. 좌우 견갑골 아래에 테니스공을 끼워 넣습니다.

2

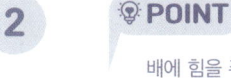

💡 **POINT**
배에 힘을 주고 숨을 내쉬면서 천천히 머리를 듭니다.

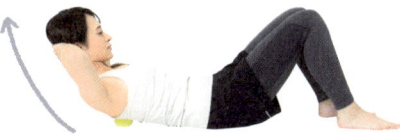

근육이 어느 정도 풀리면 머리 뒤로 손깍지를 끼고 허리를 바닥에 붙인 채 머리를 들어 올립니다.

3

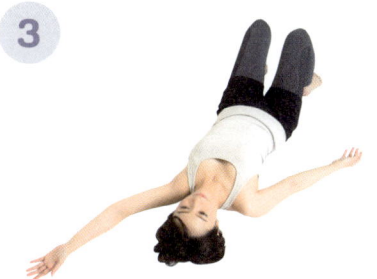

머리를 원래 위치로 되돌리고 한쪽 팔은 만세를 하듯 위로 올리고 반대쪽 팔은 내립니다. (반대쪽도 실시합니다.)

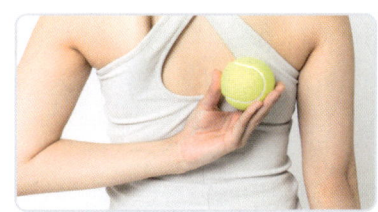

공을 두는 위치

▶▶▶ **함께 하면 더 효과적인 셀프케어법**
혈액순환을 돕는 마사지 <하반신>(→ 172페이지), 귀 마사지(→ 183페이지)

12 가슴 두근거림 · 호흡곤란

🔍 가슴 두근거림 · 호흡곤란은 병의 신호?

'가슴 두근거림 · 호흡곤란'이란 심장이 두근거리거나 가슴이 압박되는 듯한 느낌이 드는 증상입니다. 이러한 증상이 있다면 부정맥, 협심증, 심근경색, 폐기종, 폐렴 등을 의심해봐야 합니다. **우선 내과, 순환기내과, 호흡기내과에서 진료받으시기를 추천해드립니다.**

저희 병원에서 진료받는 환자 중에는 다른 병원 검사에서 '뚜렷한 이상 없음'이라고 진단받은 분들이 많습니다. '이상 없음'이라는 결과가 나왔다면 일단은 안심해도 좋습니다. 증상을 개선하는 데 무척 중요한 일이지요.

🔍 증상 개선의 열쇠는 흉곽에 있다

심장과 폐 등을 보호하는 흉곽의 주변 근육이 단단하게 뭉쳐있거나 흉곽의 움직임이 원활하지 않으면 호흡이 얕아져 가슴 두근거림 · 호흡곤란 증상이 나타나기 쉽습니다.

가슴 두근거림 · 호흡곤란을 개선하는 열쇠는 흉곽에 있습니다. 흉곽은 심장과 폐 등을 보호하기 위해 늑골 등으로 방어막을 구축하고 있습니다. 원인 불명의 호흡곤란이 나타난다면 먼저 **자세를 점검하고 흉곽의 움직임을 개선해야 합니다.**

가슴 두근거림·호흡곤란은 주로 교감신경이 우세한 상태일 때 발생합니다. 교감신경은 맥박과 호흡을 촉진하고 혈압을 높이는 작용을 합니다. 정신적인 스트레스 역시 몸을 긴장시켜 호흡을 얕게 하므로 가슴 두근거림과 호흡곤란의 원인이 되지요. 한번 증상을 느끼면 불안감이 커지므로 **가급적 마음에 여유를 갖도록 합니다**. 물론 말처럼 쉽지는 않겠지만 '발작이 있어도 지금까지 별일 없었으니 이번에도 괜찮을 거야!' 하고 느긋한 태도를 갖는 것만으로도 변화를 느낄 수 있을 겁니다.

⊕ 호흡법

호흡을 가다듬는 셀프케어법

편안한 자세로 천천히 숨을 들이쉬고 내쉬기를 반복합니다.
올바른 호흡법을 익혀 흉곽의 움직임을 원활하게 해줍니다.

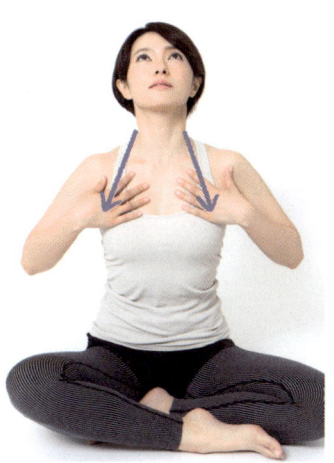

쇄골 아래에 양손을 얹고 팔을 옆으로 벌립니다. 어깻죽지를 가볍게 열고 손을 아래로 당깁니다.

2

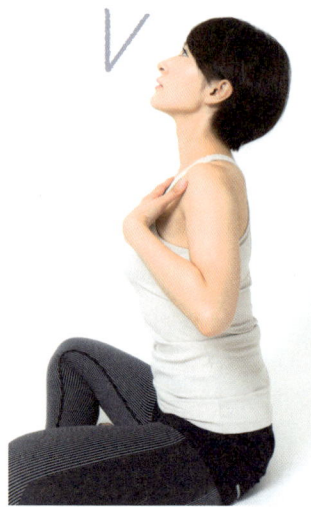

30~45도

5회

1세트

고개를 30~45도 위로 젖힙니다. 입으로 천천히 숨을 들이쉬고 내쉬기를 5회 반복합니다.

💡 POINT

3초간 숨을 들이쉬고 3초 멈추었다가 6초간 천천히 내쉽니다.

▶▶▶ **함께 하면 더 효과적인 셀프케어법**

복식호흡(→ 180페이지), 흉식호흡(→ 181페이지)

13 기침·콧물

주의해야 하는 기온 차 알레르기

기온 차는 콧물, 코막힘, 재채기 등 알레르기비염과 유사한 증상을 일으킬 수 있으며 종종 꽃가루알레르기와 혼동하는데, 기온 차 알레르기는 알레르기 검사를 해도 그 원인(알레르겐)이 확인되지 않습니다. **콧물 증상은 실내외 온도 차가 클 때 쉽게 관찰됩니다.** 정식 병명은 **'혈관 운동성 비염'**이고 **'기온 차 알레르기'**라고도 합니다. 이러한 증상이 있다면 여름철 에어컨 사용에 주의해야 합니다. 자율신경은 혈관의 수축과 확장에 관여합니다. 기온이 급격히 변하면 코 점막의 혈관이 환경 변화를 따라가지 못해 꽃가루알레르기와 유사한 증상이 나타나며, 피부 가려움, 습진 등의 원인이 되기도 합니다. 알레르기비염과 가장 큰 차이점은 눈의 가려움이나 충혈 등의 증상이 나타나지 않는다는 점입니다.

환절기에 발생하기 쉬운 천식

기온 차 알레르기를 치료할 때는 주로 항히스타민제를 복용하거나 스테로이드 스프레이를 사용합니다. 그러나 급격한 기온 차가 원인인 만큼 그다지 효과가 없을 때도 있습니다. **환절기에는 기온 차, 기압 차, 습도 차 탓에 기침형 천식이나 기관지천식이 발생하기 쉽습니다.** 공기의 통로인 기도가 민감해지면서 기침형 천식이나 기관지천식의 증상이 심해지는 경향이 있으니 주의해야 합니다.

기온 차 알레르기 예방 대책

기온 차에 대비해 가급적 체온조절이 쉬운 복장을 갖춥니다.
자율신경을 재정비하는 생활 습관도 중요합니다.

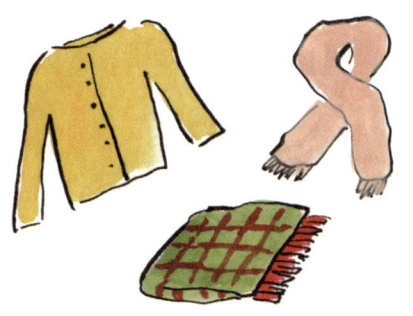

① 체온조절이 쉬운 복장 갖추기

얇은 점퍼, 카디건, 무릎 담요 등을 활용해 체온 변동을 최소화합니다. 머플러로 목 주변도 따뜻하게 유지합니다.

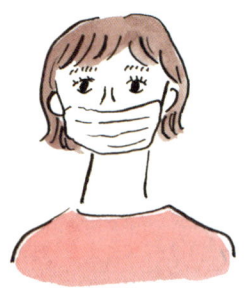

② 마스크 쓰기

차가운 공기가 목과 코에 직접 닿는 것을 막는 데 효과적입니다. 반면 기온과 습도가 높을 때 마스크를 쓰면 온열질환에 걸릴 위험이 커지므로 주의해야 합니다.

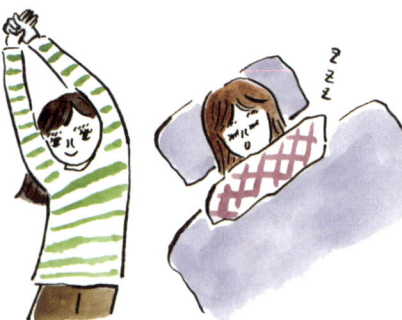

③ 자율신경을 재정비하는 생활 습관

38~40℃ 전후의 미온수에 몸 담그기, 충분한 수면 취하기(잘 때는 머리를 따뜻하게 하기), 적당한 운동이나 스트레칭하기 등 자율신경 재정비에 도움이 되는 생활 습관을 몸에 익힙니다.

14 부종

⊕ 부종의 원인은 천차만별

'부종'은 어떤 이유로 피부 혹은 피부 아래의 수분(혈액이나 림프액)이 정체된 상태를 뜻하는 말입니다. 다리를 흐르는 혈액이 심장으로 돌아가려면 중력을 거슬러야 합니다. 이때 펌프의 역할을 하는 부위가 바로 종아리 근육입니다. 그래서 종아리를 <u>제2의 심장</u>이라고도 부르지요. 하반신에는 전체의 약 70%에 달하는 혈액이 <u>흐르고 있으므로</u> 장시간 서서 일하거나 책상에 오래 앉아있으면 부종이 생기기 쉽습니다. 종아리의 움직임이 줄어 펌프 기능을 제대로 수행하지 못하는 탓이지요.

운동 부족이나 과도한 다이어트에 따른 근력 저하 역시 부종의 원인이 될 수 있습니다. 아울러 **냉증으로 혈액순환에 문제가 생기면 다리 모세혈관 내 혈액순환에도 정체가 일어납니다.** 이 현상은 다리뿐만 아니라 온몸에 찬 기운이 돌아 체온조절을 할 수 없을 때도 일어납니다. 염분을 지나치게 많이 섭취했을 때 부종이 나타나기도 합니다. 염분에는 수분을 저장하는 성질이 있기 때문입니다.

<u>기상병</u> 환자가 부종을 호소하기도 합니다. 대기압이 낮아지면 상대적으로 몸이 부풀기 때문입니다. 고산지대나 비행기처럼 기압이 낮은 곳에서 과자 봉지가 부풀어 오르는 것과 같은 원리지요.

⊕ 부종을 개선하는 생활 습관

- **냉증 대책:** 추운 곳에서는 옷을 따뜻하게 입고, 냉방이 강한 곳에서는 담요를 사용해 체온을 유지합니다.
- **식사:** 수분과 염분을 지나치게 섭취하지 않도록 주의합니다. 과일(이뇨 작용이 있는 칼륨을 다량 함유), 비타민 E(말초 혈액순환 개선에 효과적), 견과류, 등푸른생선, 시금치, 달걀 등을 적극적으로 섭취합니다.
- **압박 스타킹 활용:** 다리를 압박해 부종을 개선합니다.

⊕ 마사지

혈액순환을 돕는 마사지 <하반신>

마사지로 종아리를 풀어주면 피로물질이 혈관으로 운반되어 부종이 해소됩니다. 걷기 운동이나 계단 오르내리기를 하면 혈액순환이 원활해져 부종 개선에 효과가 있습니다.

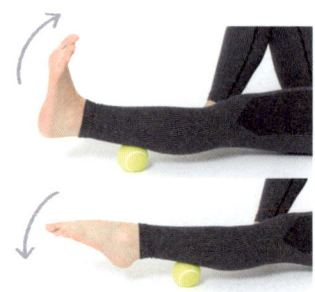

종아리 근육 풀기

테니스공 위에 종아리를 얹습니다. 발끝을 올렸다 내리기를 반복하면서 공을 굴려 근육을 풀어줍니다.

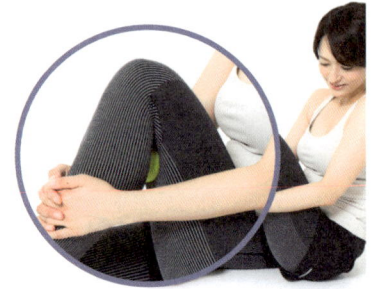

뒷무릎, 허벅지 뒤 근육 풀기

한쪽 뒷무릎에 테니스공을 끼운 뒤 양손으로 발목 부분을 잡고 몸쪽으로 당깁니다. 뒷무릎부터 허벅지 뒤까지 근육을 풀어줍니다. (반대쪽도 동일하게 실시합니다.)

COLUMN

치료를 위해 퍼스널 트레이너와 힘을 합치다

저희 병원에서는 근육·골격·운동 분야 전문가인 퍼스널 트레이너와 힘을 합쳐 환자를 치료합니다. 저는 의사로서 서양의학의 관점에서 진찰·검사를 실시하고, 골격이나 생활 건강과 관련한 부분은 퍼스널 트레이너에게 맡기는 식입니다.

외래 진료 초기에는 제가 직접 스트레칭이나 운동을 지도했습니다. 하지만 골격의 미묘한 틀어짐과 어긋남까지 바로잡지는 못하다 보니 근본적인 치료가 어렵다는 한계에 부딪혔지요. 접골, 침·뜸, 물리치료, 카이로프랙틱, 요가 등 다양한 분야의 전문가와 연계하면서 일정 수준의 효과는 얻을 수 있었지만 증상이 완전히 사라진 케이스는 소수에 불과했습니다.

시행착오를 반복하던 어느 날, 우연히 현재 저희 병원과 제휴를 맺고 있는 퍼스널 트레이너 가쿠 다이키 씨(renato 스튜디오 운영)를 만났습니다. 가쿠와 함께 치료한 환자는 거북목과 척추측만증이 말끔하게 나았습니다. 물론 기상병, 자율신경기능이상, 목·어깨 결림, 두통, 요통 등의 증상들도 개선되었지요.

환자들은 퍼스널 트레이닝을 통해 자율신경에 좋은 호흡법, 신체 각부를 사용하는 법, 운동법, 식사법, 올바른 생활 습관, 정신건강 관리법 등을 배웁니다. 덕분에 한때 회사나 학교에 가지 못할 만큼 상태가 좋지 않았던 환자도 건강하게 복귀하는 일이 많습니다.

'퍼스널 트레이너'라는 전문가를 알게 된 후, 서양의학으로는 치료가 어려웠던 증상들이 손쉽게 치료되는 모습을 보면서 한 사람의 의사로서 충격을 받았습니다. 제 마음속 어딘가에서는 골격의 틀어짐만으로 그런 증상이 나타날 리가 없다고 믿고 있었던 모양입니다. 더군다나 가쿠는 세계적인 수준의 능력을 보유한 트레이너입니다. 척추의 틀어짐을 치료할 때도 누가 치료하느냐에 따라 결과는 천차만별이고 환자의 인생 역시 달라집니다. 제가 할 수 있는 일은 의학적으로 증상을 진단하고 평가하는 일, 그리고 필요하다면 환자와 퍼스널 트레이너를 연결하는 일입니다.

달갑지 않은 여러 증상으로 일상생활이 마음처럼 되지 않아 힘들어하는 분들이 많습니다. 저는 지금의 치료를 계속하면서, 원인 불명의 증상을 조금이라도 개선할 수 있는 방법을 찾기 위해 앞으로도 노력해나갈 생각입니다.

PART

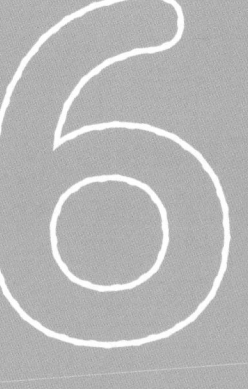

자율신경을 재정비하는 셀프케어

01 골격 불균형 자가 진단법

🔍 자세 교정의 시작은 골격 불균형 진단에서부터

기상병은 주로 '골격 불균형 → 자율신경 교란 → 기상병 발병'의 순서로 나타납니다. 먼저 골격의 불균형 상태를 스스로 진단해보세요.

Step 1 벽을 활용한 골격 자가 진단법

벽에 등을 대고 섭니다. 눈을 감고 천천히 심호흡을 세 번 한 뒤 몸에 힘을 뺍니다.

☐ 벽에 머리가 닿습니까?
☐ 벽과 허리 사이에 손가락 하나 정도의 틈이 생깁니까?

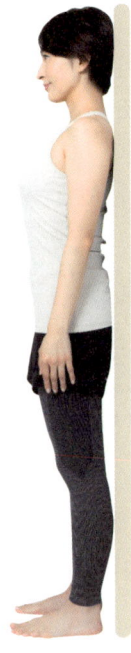

머리
어깨
허리

진단 결과

벽에 머리가 닿지 않는다면 목이 필요 이상으로 앞으로 나와있는 상태로 척추후만증이나 거북목일 가능성이 있습니다. 요추전만증이 있다면 벽과 허리 사이의 간격이 손가락 하나보다 더 넓습니다. 반대로 척추후만증이라면 틈이 생기지 않습니다.

Step 2 거울을 활용한 골격 자가 진단법

눈을 감고 천천히 심호흡을 세 번 한 뒤 몸에 힘을 서서히 뺍니다.
전신 거울을 보면서 스스로 진단합니다. 스마트폰으로 찍은 사진을 활용해도 좋습니다.

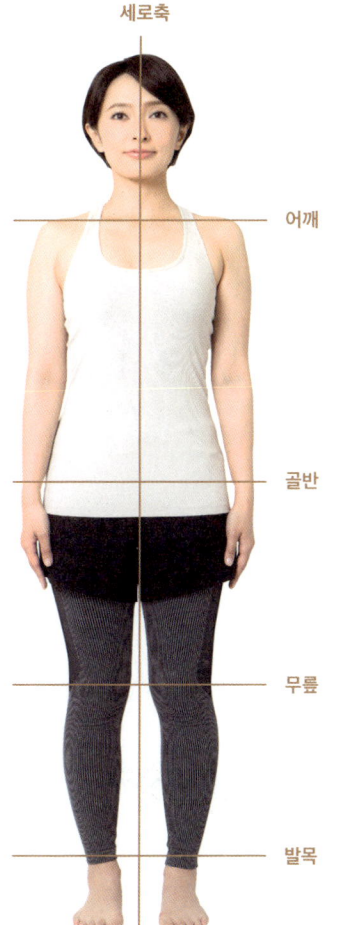

세로축
어깨
골반
무릎
발목

☐ 머리가 왼쪽이나 오른쪽으로 기울어져 있지는 않습니까?
☐ 좌우 어깨의 높이에는 차이가 없습니까?
☐ 골반이 기울어져 있지는 않습니까?
☐ 무릎이 정면을 향해 있습니까?
☐ 좌우 발목이 나란히 있습니까?

진단 결과

머리가 왼쪽이나 오른쪽으로 기울어 세로축에서 벗어나있다면 골격이 틀어져있을 가능성이 있습니다. 좌우 어깨의 높이가 다르거나 골반이 기울어져 있을 때도 주의해야 합니다.

Step 3 자율신경 교란 자가 진단법

다음 중 해당하는 항목에 체크 ☑ 해보세요.
체크한 항목의 개수로 골격 불균형과 자율신경 교란을 진단합니다.

서있는 자세 진단

- ☐ 무언가에 부딪혀도 넘어지지 않을 만큼 안정감이 있다.
- ☐ 몸의 중심축이 왼쪽이나 오른쪽 혹은 앞쪽이나 뒤쪽으로 기울어지지 않았다.

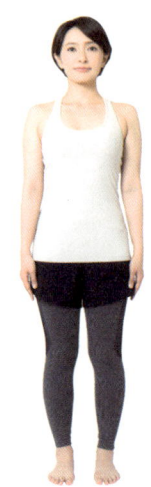

앉아있는 자세 진단

- ☐ 서있는 자세와 마찬가지로 안정감이 있다.
- ☐ 목이 앞으로 지나치게 나와있지 않다.
- ☐ 다리를 꼬고 앉아도 어느 정도 균형을 유지할 수 있다.
- ☐ 척추후만증, 요추전만증이 관찰되지 않는다.

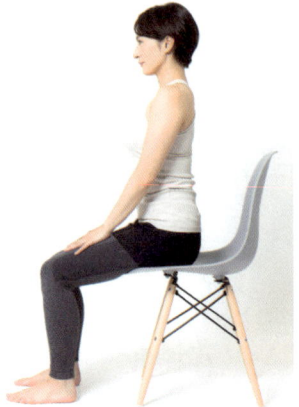

동작・운동 진단

☐ 앉아있다가 일어나는 동작, 걷기 시작해서 몇 발짝 걸을 때까지 동작이 비틀거리거나 지나치게 힘이 들어가는 일 없이 자연스럽다.

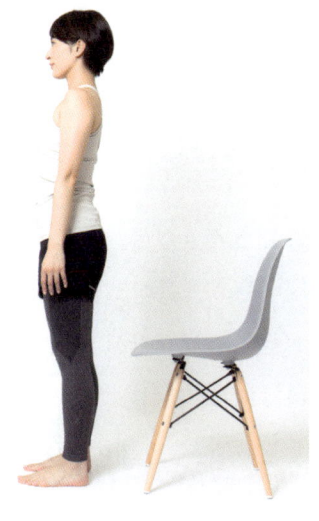

표정 진단

☐ 입술에 힘을 줘 꼭 다물거나 이를 악물지 않는다.
☐ 볼 근육이 이완되어 있어 표정이 딱딱하지 않다.

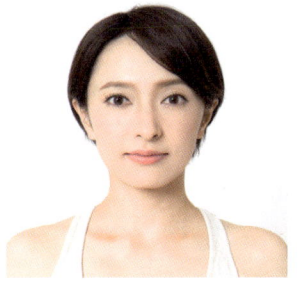

진단 결과

- **7~9개**   골격 불균형이 거의 없고 자율신경도 안정된 상태입니다.
- **4~6개**   골격이 약간 틀어져있고 자율신경 역시 쉽게 교란될 수 있는 상태입니다.
- **3개 이하** 골격이 틀어져있습니다. 자율신경의 밸런스가 무너진 상태입니다. 혹시 이미 증상에 시달리고 있지는 않은지요?

▶▶▶ 증상에 따라 예방 대책을 실천하세요!

02 　자율신경의 기본은 호흡

🔵 복식호흡과 흉식호흡을 통한 케어

호흡은 자율신경을 스스로 제어할 수 있는 유일한 방법입니다. 자율신경을 재정비하려면 **복식호흡과 흉식호흡을 조합**하여 호흡해야 합니다. 일반적으로 복식호흡은 부교감신경을, 흉식호흡은 교감신경을 활성화한다고 알려져 있습니다. 그러나 몸이 교감신경 쪽으로 치우친 상태일 때도 흉식호흡은 중요합니다. 호흡은 호(숨을 내쉰다)가 먼저 오고 흡(숨을 들이쉰다)이 나중에 옵니다. 제대로 숨을 내쉬면 들이쉬는 일은 저절로 됩니다. **호흡할 때는 폐와 늑골과 척추가 운동합니다.** 요즘 들어 호흡이 얕아진 분들이 많습니다. 그래서 호흡을 통해 흉곽의 움직임을 원활하게 하는 **방법의 중요성**이 커지고 있습니다. 이 방법은 기상병과 더불어 다양한 증상을 개선하는 데 효과가 있습니다.

자율신경을 재정비하는 복식호흡

올바른 복식호흡법을 익혀 몸과 마음을 릴랙스 모드로 전환합니다.

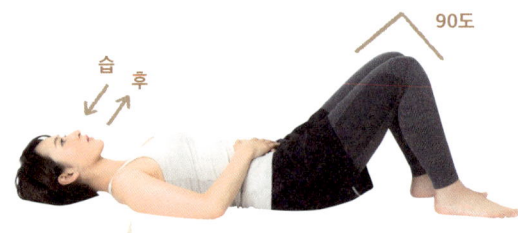

바르게 누운 상태에서 다리를 허리 너비만큼 벌립니다. 이때 무릎의 각도는 90도입니다. 그런 다음 양손을 배에 얹습니다. 코로 10초간 크게 숨을 들이마신 뒤 입으로 10초간 내쉽니다.

💡 **POINT** 배 안에 풍선이 들어있다고 상상해보세요. 숨을 들이쉴 때 풍선이 부풀고 내쉴 때 오그라듭니다.

흉곽의 움직임을 원활하게 하는 흉식호흡

올바른 흉식호흡법을 익혀 자율신경을 재정비합니다.
흉곽의 움직임을 원활하게 하면 다른 여러 증상 역시 개선됩니다.

1

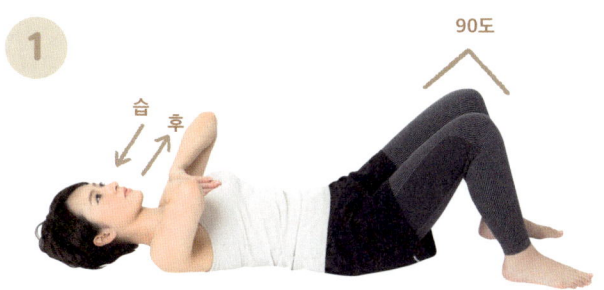

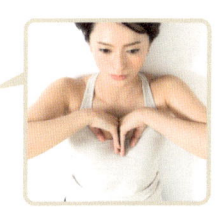

손은 'T자'가 되도록 만듭니다.

양손을 'T자'로 만들어 흉골 위에 얹습니다. 숨을 들이쉴 때 흉골이 올라오고 내쉴 때 내려가는 것을 의식하면서 천천히, 깊게 호흡합니다.

2

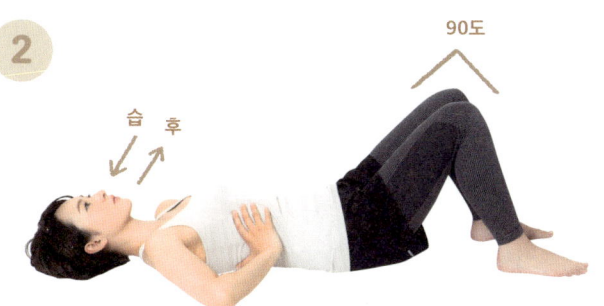

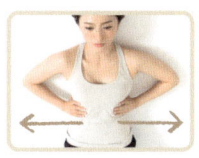

POINT

엄지손가락을 늑골 아래에 둡니다. 숨을 들이쉴 때 늑골이 좌우로 부푸는 모습을 상상하며 호흡합니다.

늑골을 감싸듯이 양손을 얹습니다. 숨을 들이쉴 때 좌우로 부풀고 내쉴 때 오그라드는 것을 의식하면서 천천히, 깊게 호흡합니다.

▶▶▶ **함께 하면 더 효과적인 셀프케어법**
스트레스를 해소하는 호흡법(→ 161페이지)

03 ︶︶ 머리·귀 주변 마사지

🔍 이 악무는 습관에 따른 '뭉침'이 이상 증상의 원인

머리나 귀 주변 근육이 뭉쳐있으면 뇌의 혈액순환에 문제가 발생합니다. 뇌의 산소 부족은 다양한 이상 증상을 불러옵니다. 이상 증상의 대표적인 원인으로 **이 악무는 습관에 따른 '뭉침'**을 들 수 있습니다. 무의식중에 이를 악무는 버릇이 있다면 머리와 귀 주변을 마사지하는 습관을 들이도록 합니다.

머리와 귀 주변을 마사지하는 방법은 많습니다. 다음 자가 진단법을 통해 근육이 뭉쳐있는 부위를 체크한 뒤, 생각날 때마다 해당 부위 위주로 가볍게 마사지합니다. 기상병 환자는 귀 마사지도 병행해주면 더욱 효과가 좋습니다.

머리의 '뭉침' 자가 진단법

다음 7개 항목 중 뭉쳐있는 부위를 체크해보세요.

☐ 눈자위 위　　　　　　　　☐ 뒷머리의 볼록한 부분 주변

☐ 관자놀이　　　　　　　　☐ 머리와 목의 경계(귀 뒤쪽)

☐ 귀 위쪽　　　　　　　　　☐ 광대뼈 아래 움푹 팬 곳

☐ 정수리

▶▶▶ **손가락으로 가볍게 만졌을 때 통증이나 위화감이 있지는 않나요?**

머리 마사지

두피 마사지를 통해 몸과 마음의 긴장을 풉니다. 시중에 판매하는 두피 마사지용 롤러를 활용해도 좋습니다. 눈이나 관자놀이는 만성적으로 피로가 쌓이는 부위입니다. 스마트폰을 내려놓고 눈을 쉬게 하는 시간을 갖는 것도 중요합니다.

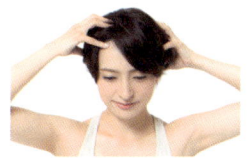

두피
머리 전체를 손으로 감싼 채 가볍게 주무르고 두드리며 근육을 풀어줍니다.

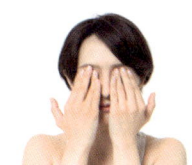

눈 주변
눈을 감고 손가락 2~4개로 눈꺼풀 위를 30초 정도 가볍게 누릅니다.

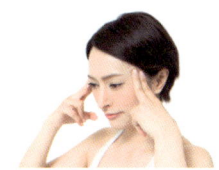

관자놀이
두 손가락을 사용해 통증이 있는 곳을 중심으로 30초 정도 가볍게 누릅니다.

귀 마사지

손바닥으로 귀를 따뜻하게 하면서 마사지하는 방법도 효과가 있습니다.

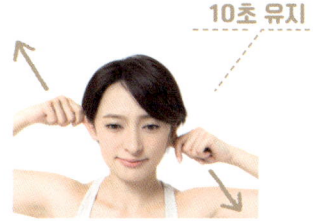

10초 유지

옆으로, 대각선으로 당기기
귀를 잡고 옆으로 당깁니다. 대각선 방향으로도 당겨줍니다. (반대쪽도 동일하게 실시합니다.)

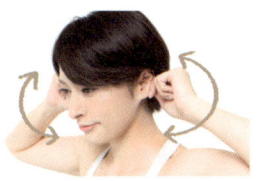

앞으로 5번, 뒤로 5번

귀 돌리기
귓불을 잡고 앞뒤로 천천히, 크게 돌립니다. (앞으로 5번, 뒤로 5번)

▶▶▶ **함께 하면 더 효과적인 셀프케어법**
얼굴 주변 마사지(→ 133페이지), 머리 마사지(→ 136페이지)

04 흉곽 스트레칭으로 호흡을 편안하게

⊕ 흉곽 기능 개선을 통한 자율신경 재정비

흉곽은 흉골, 늑골, 흉추로 구성되어 있습니다. 흉곽 안에는 심장·폐 그리고 이들과 연결된 혈관과 기관지가 있습니다. **흉곽이 제대로 기능하지 않으면 호흡이 얕아집니다.** 얕은 호흡은 횡격막은 물론 대요근, 골반기저근 등 몸 전체에 커다란 영향을 끼치고 자세의 불균형도 불러옵니다. 아울러 호흡이 제대로 이루어지지 않으면 자율신경이 흐트러져 몸과 마음의 밸런스도 무너지지요. **기상병이나 자율신경 교란으로 나타나는 증상은 흉곽의 기능을 개선함으로써 해소되기도 합니다.**

흉곽 스트레칭 ①

간단한 흉곽 스트레칭으로 자세를 개선합니다.

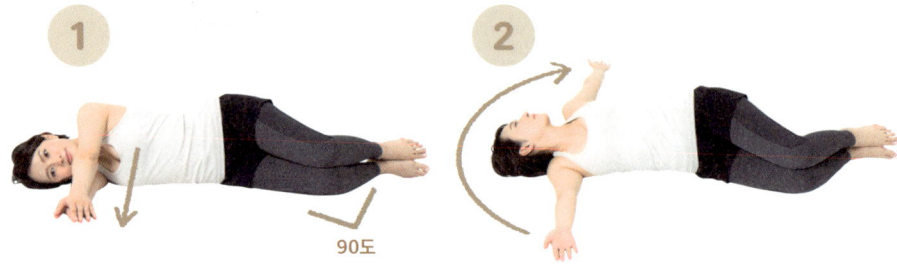

90도

1. 옆으로 누워 무릎의 각도를 90도로 굽혀줍니다. 양손을 앞으로 뻗어 손바닥을 맞댑니다.

2. 숨을 내쉬면서 한쪽 팔을 돌려 등 쪽으로 옮깁니다. 이때 코어를 의식하며 동작을 하되 허리는 움직이지 않도록 합니다. (반대쪽도 동일하게 실시합니다.)

흉곽 스트레칭 ②

이번에는 조금 난도가 높은 동작에 도전해볼까요?
무리하지 말고 할 수 있는 만큼만 몸을 앞으로 숙여 흉곽을 스트레칭합니다.

1

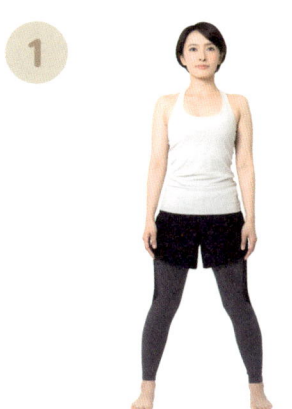

양다리를 허리 너비보다 넓게 벌리고 서서 코어를 의식하며 척추를 곧게 폅니다.

2

10초 유지

POINT
척추를 위에서 하나씩 차례로 구부린다는 느낌으로 동작합니다.

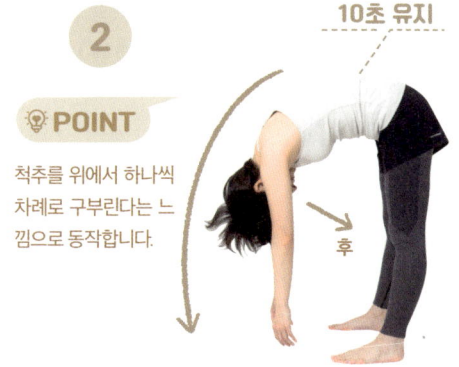

양팔에 힘을 빼고 숨을 내쉬면서 천천히, 조심스럽게 몸을 앞으로 숙입니다. 허벅지 뒤, 종아리가 풀어지는 것을 느끼면서 10초간 유지합니다.

3

10초 유지

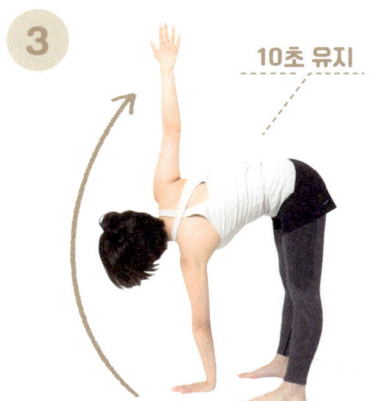

10초 유지

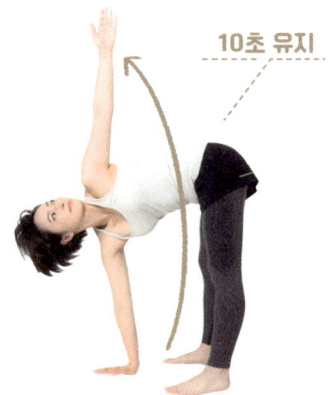

왼손 손바닥으로 바닥을 짚고 오른팔과 시선을 하늘로 들어 올립니다. 골반이 움직이지 않도록 주의하면서 가슴을 열고 10초간 유지합니다. (반대쪽도 동일하게 실시합니다.)

05 부교감신경을 활성화하는 목 마사지

⊕ 목 마사지를 통해 릴랙스 모드로

목·어깨 결림이 심하면 교감신경이 우세해져 지나친 긴장 상태에 빠지기 쉽습니다. 긴장을 풀려면 목·어깨 결림을 개선해야 합니다. 기상병 환자 중에도 목·어깨 결림을 호소하는 분들이 많습니다. 증상이 개선되면 온몸이 편안해지고 부교감신경이 활성화되기 쉬워집니다.

목 근육이 긴장되어 있으면 **어깨 결림, 두통, 구역질, 현기증** 등이 생길 수 있습니다. 특히 목은 중요한 혈관, 신경, 뼈 등이 지나는 부위입니다. 따라서 목 마사지를 할 때는 세게 누르거나 주무르지 않도록 주의해야 합니다.

목 마사지

목 근육이 긴장되어 있으면 두통, 어깨 결림 등 다양한 증상이 나타날 수 있습니다.
목 마사지를 통해 혈액순환을 개선하고 목·어깨 결림을 해소합니다.

1

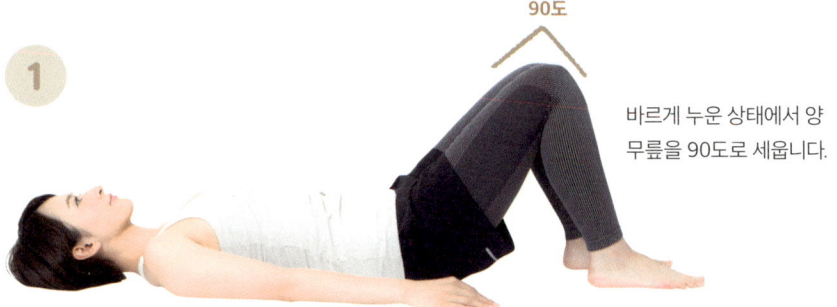

바르게 누운 상태에서 양 무릎을 90도로 세웁니다.

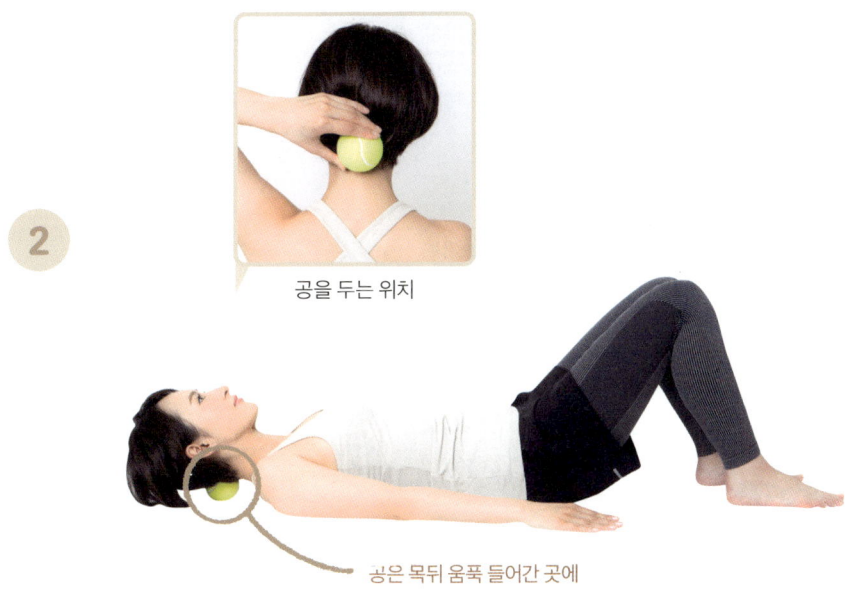

공을 두는 위치

공은 목뒤 움푹 들어간 곳에

목뒤 움푹 들어간 곳(머리와 목의 경계)의 한가운데에 있는 두꺼운 근육에 테니스공을 댑니다.

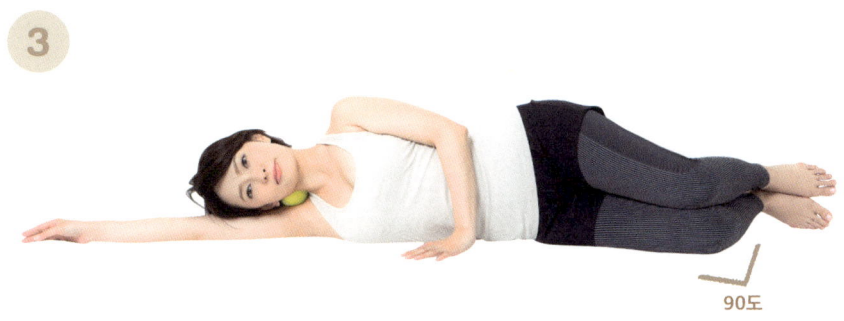

90도

옆으로 누워 무릎의 각도를 90도로 굽혀줍니다. 바닥에 닿은 팔을 위로 들고 목과 어깨 사이에 공을 끼워 목 근육을 풀어줍니다. (반대쪽도 동일하게 실시합니다.)

06 척추 스트레칭으로 온몸을 개운하게

➕ 무너진 자세가 목·어깨 결림과 요통의 원인

척추는 척추골이라는 뼈가 서로 연결되어 이루어져 있습니다. 그중 경추(목뼈)는 총 7개로 앞쪽을 향해, 12개의 흉추(등뼈)는 뒤쪽을 향해, 나머지 5개의 요추(허리뼈)는 앞쪽을 향해 커브를 그리고 있습니다. 앞쪽으로 커브를 그리는 12개의 뼈, 뒤쪽으로 커브를 그리는 12개의 뼈가 균형을 이뤄 무거운 머리를 지탱하는 셈입니다. **척추 내 간격이 좁아지면 자세가 무너져 코어를 제대로 쓸 수 없습니다.** 척추 내 간격을 넓히는 스트레칭을 해주면 기상병에 의한 목·어깨 결림이나 요통을 해소하는 데도 도움이 됩니다.

척추 스트레칭

이 척추 스트레칭은 척추 전체에 효과가 있습니다.

1. 다리를 허리 너비로 벌린 뒤 골반 앞쪽에 양손을 대고 섭니다. 시선은 정면을 향합니다.

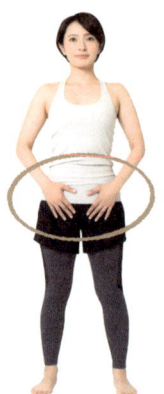

💡 **POINT**
골반이 정면을 향하도록 합니다.

2 10초 유지

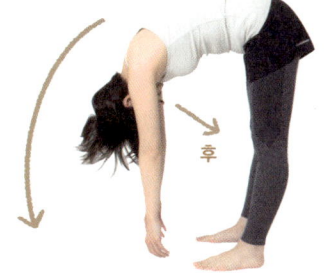

숨을 내쉬면서 양팔에 힘을 빼고 팔의 무게를 의식하며 앞으로 몸을 숙입니다. 허벅지 뒤, 종아리가 풀어지는 것을 느끼면서 10초간 유지합니다.

💡 POINT
척추를 위에서 하나씩 차례로 구부린다는 느낌으로 동작합니다.

3 3세트

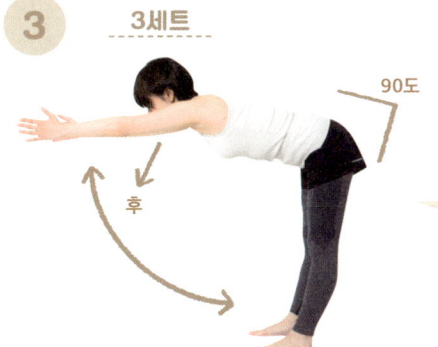

②의 자세에서 팔을 앞쪽으로 뻗고 숨을 내쉬면서 상반신을 천천히 일으킵니다. 그런 다음 팔을 내리고 다시 ②의 자세로 돌아갑니다. 이 동작을 3번 반복합니다.

💡 POINT
허리의 각도가 90도가 되도록 배에 힘을 주고 고관절부터 제대로 몸을 굽혀 등을 스트레칭해 줍니다. 동작이 어려우면 무릎을 굽혀도 좋습니다.

4 3세트

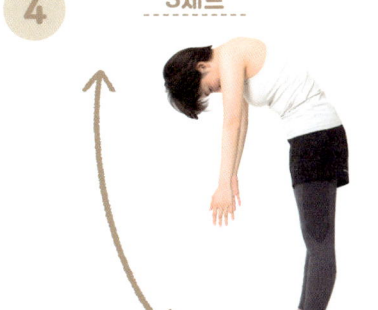

②의 자세에서 ①로 돌아간다는 느낌으로 팔을 내린 상태에서 상반신을 천천히 일으킵니다. 그런 다음 다시 ②의 자세로 돌아갑니다. 이 동작을 3번 반복합니다.

💡 POINT
척추를 아래에서 차례로 쌓는다는 느낌으로 동작합니다.

07 틈틈이 견갑골·등 마사지

⊕ 견갑골 마사지로 목·어깨 결림 해소

기상병을 진찰할 때, 어깨와 등의 긴장, 통증, 움직임을 평가합니다. 어깨와 등이 뭉치면 호흡이 얕아지고 자율신경이 교란되기 쉽습니다.

견갑골 움직임에 제한이 있는 경우 주로 견갑골 안쪽에서 결림이나 통증이 관찰됩니다. 이 부위를 관리해주면 **목·어깨의 결림과 저림이 해소되고 호흡하기가 수월**해지는 것 외에도 다양한 효과를 기대할 수 있습니다. 평소 사무실 업무나 여타의 이유로 장시간 같은 자세를 유지하는 일이 많은 분께 추천합니다.

광배근 스트레칭

광배근은 등에서 허리, 팔로 이어지는 큰 근육입니다.
광배근 스트레칭을 통해 견갑골·등의 결림이나 통증을 해소합니다.

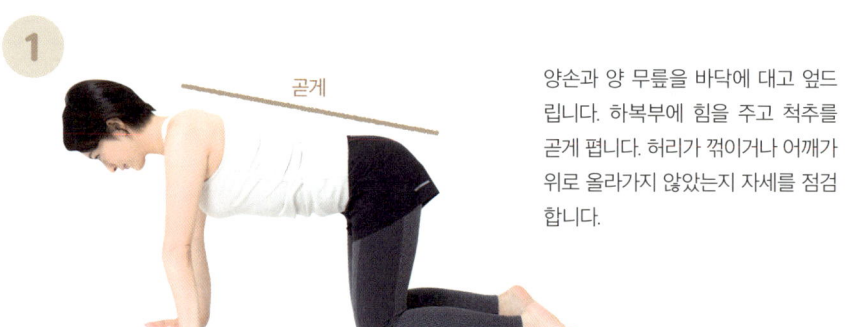

1

곧게

양손과 양 무릎을 바닥에 대고 엎드립니다. 하복부에 힘을 주고 척추를 곧게 폅니다. 허리가 꺾이거나 어깨가 위로 올라가지 않았는지 자세를 점검합니다.

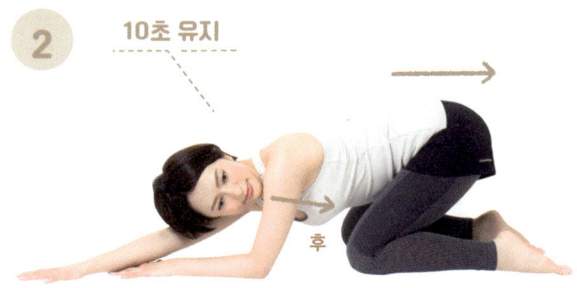

2 10초 유지

왼손 앞쪽에 오른손을 짚습니다. 숨을 내쉬면서 엉덩이를 뒤로 당기고 10초간 자세를 유지합니다. 이때 광배근이 풀어지는 느낌이 듭니다. (반대쪽도 동일하게 실시합니다.)

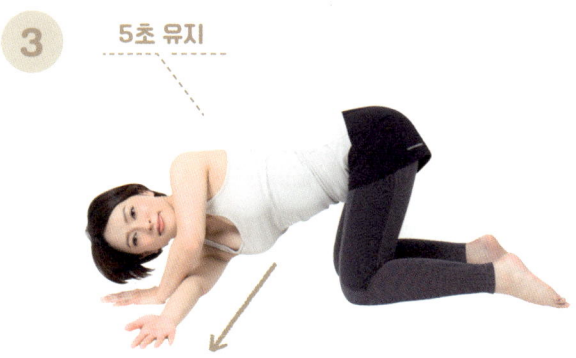

3 5초 유지

①의 자세로 돌아가 오른손 손바닥이 하늘을 향하게 한 뒤 오른팔을 왼팔 아래로 통과시킵니다. 견갑골 주변 근육이 풀어지는 것을 느끼면서 5초간 자세를 유지합니다.

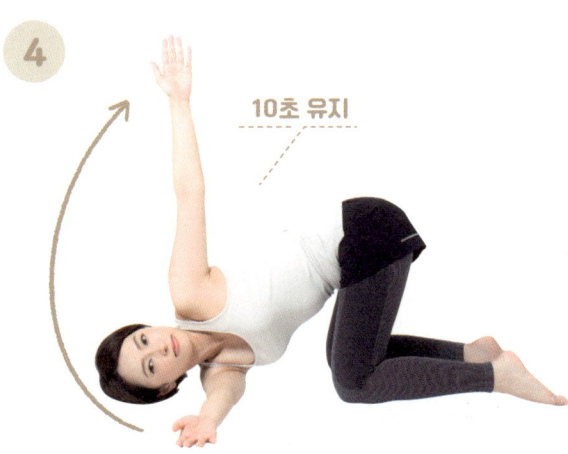

4 10초 유지

오른 어깨를 바닥에 붙인 뒤 왼팔을 위로 들고 10초간 유지합니다. 가슴의 중심을 받침점 삼아 가슴을 열고 대흉근을 스트레칭합니다. (반대쪽도 동일하게 실시합니다.)

💡 POINT

얼굴은 옆을 향하도록 합니다. 골반이 움직이지 않도록 코어를 의식하며 동작을 실시합니다.

08 고관절·골반 관리법

골반을 바로잡아 자세를 개선한다

우리 몸의 중심에는 척추가 기둥처럼 버티고 서있습니다. 이 기둥을 떠받치는 토대가 바로 골반입니다. 골반은 척추를 떠받칠 뿐만 아니라 걷거나 뛸 때 **고관절 움직임의 축** 역할을 합니다. 게다가 장이나 자궁과 같은 장기를 담아두는 그릇이기도 합니다. 골반의 불균형을 바로잡아 골반과 척추를 원래의 위치로 되돌리면 자세가 개선되어 기상병 증상 역시 완화됩니다.

골반 스트레칭

서혜부에는 큰 림프절, 대동맥, 대정맥이 지나고 혈액과 피로물질이 흐르고 있습니다. 서혜부 스트레칭으로 고관절의 움직임을 개선합니다.

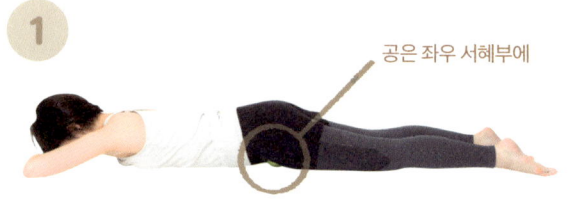

1 공은 좌우 서혜부에

바닥에 엎드려 좌우 서혜부(다리가 시작되는 지점) 아래에 테니스공을 두고 몸에 힘을 뺍니다. 이때 양손은 이마 아래에 둡니다.

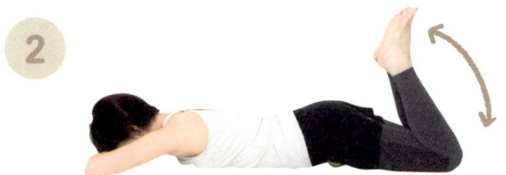

2 상체는 그대로 둔 채 무릎을 반복해서 굽혔다 폅니다. 이때 배는 힘을 주고 있어야 합니다.

고관절 스트레칭

엉덩이 바깥쪽에 있는 중둔근은 골반이 좌우로 어긋나지 않도록 막아줍니다.
중둔근을 풀어주면 골반 불균형 개선에도 효과가 있습니다.

1

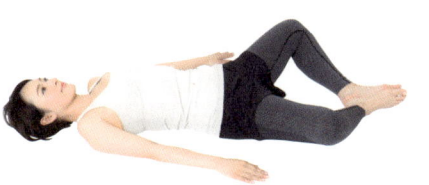

바르게 누운 상태에서 양 무릎을 벌리고 좌우 발바닥을 서로 붙입니다.

2

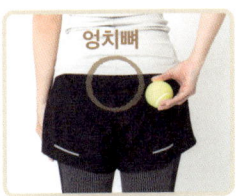

공을 두는 위치

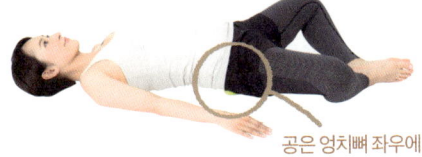

공은 엉치뼈 좌우에

엉치뼈 좌우에 테니스공을 둡니다. 상체를 고정한 채 고관절 주변과 엉덩이에 힘을 빼고 근육을 풀어 줍니다.

3

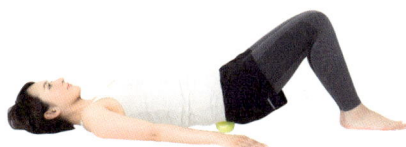

공의 위치와 상체는 그대로 둔 채, 양 무릎을 모아 발바닥을 바닥에 붙입니다.

4

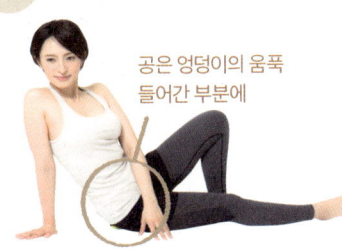

공은 엉덩이의 움푹 들어간 부분에

상반신을 일으키고 왼 무릎을 세운 뒤 오른 쪽 엉덩이의 움푹 들어간 부분에 공을 두고 중둔근을 풀어줍니다. (반대쪽도 동일하게 실시합니다.)

09 발바닥 마사지로 혈액순환 개선

🔍 아치의 붕괴는 부종과 냉증을 부른다

발바닥은 평소 양말이나 신발에 싸여있는 부위이므로 **신경 써서 관리하지 않으면 아치가 무너져 무릎이나 허리에 통증을 불러옵니다.** 다리가 금방 피곤해지고 자주 부으며 양쪽 신발 뒤축이 닳는 정도가 서로 다르다면 주의해야 합니다. 발바닥 근육을 풀어주면 기상병에 따른 부종이나 냉증을 완화할 수 있습니다.

발바닥 마사지

발바닥 근육을 풀어 발의 아치를 유지합니다.
발의 혈액순환을 촉진해 부종이나 발끝의 냉증을 개선합니다.

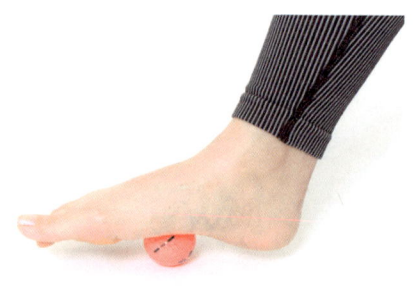

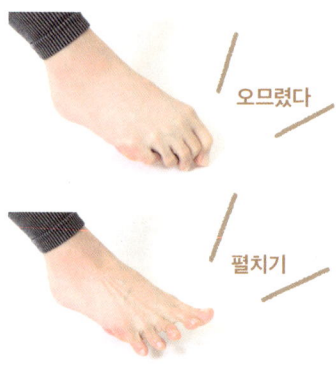

오므렸다

펼치기

발바닥으로 골프공을 굴려 발바닥 근육을 풀며 상태를 확인합니다.

골프공을 아치 아래에 두고 발가락을 크게 오므렸다 펼칩니다.

맺음말

제가 임상을 고집하며 꾸준히 환자들을 진찰하고 언론에서도 끊임없이 기상병 이야기를 하는 데는 세 가지 이유가 있습니다.

- 더 많은 환자가 통증에서 자유로워질 수 있는 길을 찾고 싶어서
- 환자와 직접 마주하며 실상을 피부로 느끼고 싶어서
- 기상병의 존재와 대책을 널리 알리고 싶어서

그러나 저 한 사람이 진찰할 수 있는 환자 수에는 한계가 있습니다. 아울러 진료를 받으러 오지는 않지만 기상병에 시달리거나 몸에 나타나는 이상 증상으로 골머리를 앓는 분들이 많다는 사실도 늘 실감하고 있습니다. 조금이라도 더 많은 사람들에게 건강한 삶의 힌트를 알릴 방법이 어디 없을까? 그렇게 이 책은 시작되었습니다.

이 책은 저에게 터닝 포인트가 되어주었습니다. 기상병이 주목받기 시작한 현 시점에서 기상병 관련 지식이나 셀프케어법이 이렇게까지 자세하게 실려있는 책은 없다고 자부합니다. 그만큼 혼신을 다해 만든 책이지요. 더군다나 의사와 퍼스널 트레이너가 함께 만드는 책이라니, 흔한 일은 아닙니다. 그와 만나지 못했더라면 기상병이나 자율신경 이상에 시달리던 사람이 다시 건강을 되찾는 모습을 눈앞에서 목격하는 일도 없었겠지요. 이 책이 기상병으로 고통받고 있

는 분들, 증상은 있지만 아직 기상병이라는 사실을 눈치채지 못한 분들 등 많은 분들께 도움이 되기를 바랍니다.

원인이 있으면 반드시 대책도 있습니다. 기상병은 관리를 통해 개선할 수 있는 병입니다. 이 책을 손에 든 여러분이 조금이라도 더 건강하게, 원하는 삶을 누릴 수 있기를 기원합니다.

마지막으로 5~6장에 담은 셀프케어법을 감수해주신 퍼스널 트레이너 가쿠 다이키 씨를 비롯해 책을 펴낼 기회를 주신 편집자 마츠시타 다이키 씨, 그리고 책을 만드는 데 힘을 보태주신 모든 분께 진심으로 감사드립니다.

쿠데켄 츠카사

색인

ㄱ

가슴 두근거림 ………………………………
………… 10, 35, 46, 83, 89, 101, 152, 166, 167
감각신경 ……………………… 55, 76, 77
갱년기(장애) ………………… 11, 29, 41, 42, 84
견갑골 ………………… 144, 146, 162, 190
경추 ……………………… 15, 96, 144, 188
계절병 ……………………… 58, 59, 60
계절성우울증 ………………… 32, 33, 34, 59
고관절 …… 149, 150, 156, 157, 189, 192, 193
고혈압 ………………………… 59, 83, 102, 152
골반 ……………………… 30, 39, 96, 136,
145, 147, 148, 162, 163, 177, 184, 185, 188, 192, 193
관절통 ………………………………… 47
교감신경 … 59, 64, 76, 77, 79, 80, 81, 82, 87,
91, 115, 118, 119, 141, 147, 153, 163, 167, 180, 186
교근 ……………………………………… 133
구역질 ……………… 46, 83, 122, 132, 186
기립조절장애 ……………… 17, 18, 71, 72, 138
기압 차 ……………………… 22, 27, 48,
57, 58, 61, 62, 63, 67, 109, 120, 121, 150, 169
기온 차 ……………………… 22, 31, 48, 58,
59, 64, 65, 66, 67, 68, 120, 121, 150, 168, 170
기온 차 피로 ……………………… 65, 121
기온 차 알레르기 ……………………… 169, 170
기침 ……………………………… 47, 169
긴장성 두통 ……………………… 10, 20,
29, 47, 66, 100, 102, 109, 133, 135, 136, 137

ㄴ

내이 ……………………… 25, 28, 55, 56, 95, 96
내측익돌근 ……………………………… 133
냉증 ……… 149, 163, 164, 165, 171, 172, 194
늑골 ……………… 148, 166, 180, 181, 184

ㄷ

두통 ……………………………… 10, 12,
15, 20, 21, 22, 24, 29, 31, 35, 38, 39, 41, 42, 44,
45, 46, 47, 49, 50, 57, 70, 71, 82, 83, 89, 100,
102, 108, 109, 110, 111, 117, 122, 123, 126, 129,
132, 134, 135, 137, 144, 152, 160, 164, 173, 186

ㅁ

말초신경 ………………………………… 76
메니에르병 ……………………………… 96, 141
목·어깨 결림 ……………………………… 46

ㅂ

변비 ……………………………… 46, 83, 164
복식호흡 ……………………… 119, 164, 168, 180
부교감신경 …… 76, 77, 78, 79, 80, 81, 82, 87,
91, 115, 117, 118, 119, 120, 147, 156, 164, 180, 186
부정맥 ……………………………… 83, 89, 166
부정형 신체 증후군 ……………………… 15, 84

부종 ················ 110, 111, 165, 171, 172, 194
불면증 ····················· 33, 42, 83, 155, 156
불안증 ····························· 83, 115, 160, 161
비염 ··· 47
비회전성 현기증 ·············· 23, 24, 25, 138
빈혈 ···················· 17, 29, 30, 83, 89, 138

운동신경 ·· 77
이 악무는 습관 ············· 104, 141, 142, 182
이명 ············· 10, 12, 26, 46, 104, 141, 142
이차성 두통 ·· 20
일차성 두통 ·· 20

ㅈ

자율신경 ································· 12, 15,
20, 21, 39, 41, 42, 49, 51, 64, 76, 77, 78, 80, 82,
83, 84, 85, 86, 87, 88, 89, 90, 91, 92, 93, 94,
95, 112, 113 114, 115, 116, 117, 118, 119, 120, 123,
124, 129, 148, 149, 153, 154, 155, 160, 161, 163,
169, 170, 173, 176, 178, 179, 180, 181, 184, 190
자율신경 기능이상 ································
··············· 15, 49, 87, 88, 89, 90, 127 129, 173
저림 ······························· 47, 83, 164, 190
저혈압 ······ 10, 17, 18, 19, 30, 39, 46, 47, 71,
72, 83, 101, 102, 120, 126, 138, 141, 152, 153, 154
전신 권태감 ············· 12, 15, 29, 35, 39, 41,
46, 47, 66, 83, 89, 100, 105, 109, 126, 144, 147
전정신경 ··· 56
중추신경 ··· 76

ㅅ

사각근 ···································· 144, 145
설사 ································· 46, 83, 164
세로토닌 ············· 32, 33, 34, 115, 116, 156
소흉근 ···································· 144, 146
스트레스 ················ 11, 15, 19, 51, 79, 90,
94, 108, 114, 117, 134, 136, 144, 160, 161, 163, 181
습도 ······ 22, 58, 67, 68, 69, 120, 121, 150, 169, 170

ㅊ

척추 ······································ 30, 40, 77,
95, 151, 156, 157, 159, 174, 185, 188, 189, 190, 192
척추후만증 ··········· 10, 94, 95, 144, 176, 178
천식 ·································· 47, 59, 169

ㅇ

안면 홍조 ···················· 42, 66, 120, 164
알레르기 ·· 169
억울증 ···························· 10, 83, 160, 161
에스트로겐 ··· 41
여성호르몬 ····························· 29, 41, 42
열감 ······························ 42, 120, 151, 164
오령산 ············· 109, 110, 111, 122, 132, 139
오월병 ································· 21, 32, 59
와우신경 ·· 56
요통 ······························ 148, 149, 173, 188

체성신경 ·· 76, 77
측두근 ·· 134, 136

ㅋ

콧물 ·· 169

ㅌ

트립토판 ·· 34, 116

ㅍ

편두통 ·· 10, 20,
31, 41, 47, 48, 71, 72, 100, 102, 132, 133, 135
프로게스테론 ·· 41

피로감 ······························· 93, 120, 147

ㅎ

현기증 ·· 10, 12,
15, 23, 24, 25, 26, 27, 29, 35, 39, 41, 42, 44, 46
47, 48, 57, 83, 89, 95, 96, 100, 104, 109, 111,
122, 126, 129, 138, 139, 141, 144, 152, 154, 186
혈관 운동 증상 ································· 66
호흡곤란 ·· 166, 167
회전성 현기증 ················ 23, 24, 25, 138
흉골 ·· 181, 184
흉곽 ···································· 180, 181, 184, 185
흉쇄유돌근 ·· 144
흉식호흡 ························ 127, 168, 180, 181
흉추 ···································· 96, 158, 184, 188

STAFF

셀프케어법 감수 ｜ 가쿠 다이키(renato)　　집필 협력 ｜ 미나토 가오리　　일러스트 ｜ 우에마쓰 신코
촬영 ｜ 모로다 고즈에　　　　　　　　　모델 ｜ 모리노 마코(선뮤직)　　교정 ｜ 후지모토 준코
편집 협력 ｜ 도무라 에쓰코　　　　　　　편집 ｜ 마쓰시타 다이키(세이분도신코샤)

날씨에 흔들리지 않는 컨디션 관리법
기상병(氣象病) 안내서

2025. 4. 23. 초 판 1쇄 인쇄
2025. 4. 30. 초 판 1쇄 발행

지은이 | 쿠데켄 츠카사
옮긴이 | 정나래
펴낸이 | 이종춘
펴낸곳 | BM (주)도서출판 성안당

주소 | 04032 서울시 마포구 양화로 127 첨단빌딩 3층(출판기획 R&D 센터)
     | 10881 경기도 파주시 문발로 112 파주 출판 문화도시(제작 및 물류)
전화 | 02) 3142-0036
     | 031) 950-6300
팩스 | 031) 955-0510
등록 | 1973. 2. 1. 제406-2005-000046호
출판사 홈페이지 | www.cyber.co.kr
ISBN | 978-89-315-8629-9 (03510)
정가 | 15,000원

이 책을 만든 사람들
책임 | 최옥현
진행 | 김해영
교정·교열 | 김태희
본문·표지 디자인 | 상:想 company, 임흥순, 박현정
홍보 | 김계향, 임진성, 김주승, 최정민
국제부 | 이선민, 조혜란
마케팅 | 구본철, 차정욱, 오영일, 나진호, 강호묵
마케팅 지원 | 장상범
제작 | 김유석

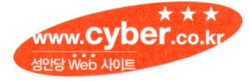

이 책의 어느 부분도 저작권자나 BM (주)도서출판 성안당 발행인의 승인 문서 없이 일부 또는 전부를 사진 복사나 디스크 복사 및 기타 정보 재생 시스템을 비롯하여 현재 알려지거나 향후 발명될 어떤 전기적, 기계적 또는 다른 수단을 통해 복사하거나 재생하거나 이용할 수 없음.

KISHOBYO HANDBOOK : TEIKIATSU FUCHO GA YAWARAGU HINT TO SELF-CARE
by Tsukasa Kudeken
Copyright © 2022 Tsukasa Kudeken
All rights reserved.
Original Japanese edition published by Seibundo Shinkosha Publishing Co., Ltd.

This Korean edition is published by arrangement with Seibundo Shinkosha Publishing Co., Ltd., Tokyo in care of Tuttle-Mori Agency, Inc., Tokyo through Imprima Korea Agency, Seoul.

Korean translation copyright © 2025 by Sung An Dang, Inc.

이 책의 한국어판 출판권은 Tuttle-Mori Agency, Inc., Tokyo와 Imprima Korea Agency을 통한 Seibundo Shinkosha Publishing Co., Ltd.와의 독점 계약으로 BM (주)도서출판 성안당에 있습니다. 저작권법에 의하여 한국 내에서 보호를 받는 저작물이므로 무단전재와 무단복제를 금합니다.